DES

FIÈVRES MALIGNES.

MÉMOIRE

QUI A REMPORTÉ LE PREMIER PRIX

AU JUGEMENT

DE LA SOCIÉTÉ DE MÉDECINE - PRATIQUE

DE MONTPELLIER,

SUR LA QUESTION PROPOSÉE EN CES TERMES :

« DÉTERMINER, d'après l'observation, si les fièvres
» catarrhales graves diffèrent essentiellement des fièvres
» rémittentes pernicieuses ; et indiquer spécialement,
» avec le traitement qui leur convient, quelle est
» l'utilité du quinquina dans les unes et dans les autres. »

PAR M. FAVART,

Docteur en médecine et chirurgien-accoucheur, mem-
bre de la Société de médecine de Marseille et de
l'Académie royale du Gard, correspondant de la
Société de médecine-pratique de Montpellier, etc.

SECONDE ÉDITION.

A MARSEILLE,

Chez l'Auteur, rue Thubaneau, n.º 14.

A NISMES,

DE L'IMPRIMERIE DE GAUDE FILS.

1814.

MÉMOIRE.

Explicavi ut potui, nec tamen certa sunt ea quæ dixi.

Cic., Tuscul.

§. 1.er **J**usqu'au milieu du dix-huitième siècle, les fièvres catarrhales n'avaient pas été signalées par des caractères propres à les faire reconnaître; aussi les écrits de ceux qui s'en sont occupés jusque vers la fin du siècle dernier, se ressentent de l'incertitude et du vague dans les idées de leurs auteurs : c'est à cette dernière époque que les médecins ayant jeté un coup-d'œil philosophique sur l'ensemble des membranes muqueuses, se sont convaincus qu'elles étaient le siége des catarrhes. M. le professeur Pinel est un des premiers qui aient ouvert une route facile pour les reconnaître. Son ordre des phlegmasies des membranes muqueuses est si exact et si conforme à l'observation, qu'on n'a point de peine à saisir l'ensemble de ces affections et les caractères distinctifs qui les séparent les unes des autres.

2. L'immortel Bichat a démontré par l'anatomie, les idées pathologiques de ce savant professeur; son traité des membranes ne laisse rien à désirer sur cet objet : il donne les caractères essentiels et distinctifs de cet ordre d'organes que l'on trouve épars dans diverses cavités et régions du corps ; il détermine leur analogie et leur différence de structure ; enfin, il classe ces organes, non d'après leur rapport de position, mais d'après leur différence de contexture.

3. On parle beaucoup aujourd'hui de maladies catarrhales, et chaque auteur en donne une description si différente, qu'elles n'ont presque entre elles de commun que le nom : la cause de cette confusion est de joindre toujours d'autres fièvres aux fièvres catarrhales ; alors toutes les modifications relatives à la saison, au pays, aux tempéramens, doivent nécessairement multiplier la somme des faits, et nous fournir une multiplicité de descriptions différentes : « Ceux même (dit
» le docteur Clos) qui se sont bornés à raconter des cas particuliers, les ont mal
» dénommés, parce qu'ils veulent toujours
» dénommer pour ne pas paraître avoir
» ignoré, et au lieu de sacrifier le nom à

» la description , ils ont souvent altéré la
» description en faveur du nom (1) ».

4. La Société de médecine - pratique de
Montpellier a senti combien il importait aux
progrès de l'art médical qu'on déterminât les
vrais caractères de la fièvre catarrhale; elle
ne pouvait mieux les fixer qu'en les comparant à ceux de la fièvre rémittente pernicieuse ; et c'est sans doute dans ces vues
qu'elle a proposé de « *déterminer , d'après*
l'observation , si les fièvres catarrhales graves
diffèrent essentiellement des fièvres rémittentes
pernicieuses , et indiquer spécialement avec le
traitement qu'il leur convient , quelle est l'utilité
du quinquina dans les unes et dans les autres ».

5. Le but que j'ai voulu atteindre en tra-
vaillant à résoudre la question proposée par
la Société de médecine - pratique , est ma
propre instruction, plutôt que le désir d'une
palme académique ; aussi n'ai-je consulté que
l'observation, comme la règle la plus sûre
pour découvrir la vérité , et comme la seule
boussole que doive suivre le médecin, s'il
veut pratiquer son art avec distinction.

_____

(1) *De l'analise en médecine*, §. L, pag. 22.

PREMIÈRE PARTIE.

6. Comme les membranes muqueuses sont le siége exclusif des catarrhes, j'ai cru à propos d'offrir une courte description anatomique de ces membranes, extraite de l'ouvrage de Cichat.

7. Les membranes muqueuses empruntent leur dénomination du fluide qui en humecte habituellement la surface libre, et que fournissent de petites glandes inhérentes, à leur structure. Elles communiquent à l'extérieur par les diverses ouvertures dont la peau est percée; telles sont les cavités de la bouche, de l'œsophage, de l'estomac, des intestins, de la vessie, de la matrice, les fosses nasales, tous les conduits excréteurs, etc.

Leur nombre, au premier coup-d'œil, est très-considérable; car les organes en dedans desquels elles se réfléchissent, sont très-multipliés; cependant, si l'on considère que partout on les voit naître, en se prolongeant les unes des autres, comme elles naissent primitivement de la peau, on concevra que ce nombre doit être singulièrement limité. En effet, en les envisageant ainsi, non point isolément dans chaque partie, mais en même temps sur toutes celles où elles se continuent, on voit qu'elles se réduisent à deux surfaces générales dont toutes les autres sont des portions.

- 8. La première de ces deux surfaces, pénétrant par la bouche, le nez et la face antérieure de l'œil, 1.º tapisse la première et la seconde de ces cavités, se prolonge de l'une dans les conduits excréteurs des parotides, des glandes sous-maxillaires ; de l'autre dans tous les sinus, forme la conjonctive, s'enfonce dans les points lacrymaux, le canal et le sac nasal, et se continue dans le nez ; 2.º descend dans le pharynx et y fournit un prolongement à la trompe d'Eustache, qui de là pénètre dans l'oreille interne et la tapisse ; 3.º s'enfonce dans la trachée-artère et se déploie sur toutes les voies aériennes ; 4.º pénètre dans l'œsophage et l'estomac ; 5.º se propage dans le duodénum où elle fournit deux prolongemens destinés, l'un au conduit cholédoque, aux rameaux nombreux de l'épatique, au cystique et à la vésicule du fiel ; l'autre au pancréatique et à ses diverses branches ; 6.º se continue dans les intestins grêles et gros, se termine enfin à l'anus où on la voit s'identifier avec la peau.

- 9. La seconde membrane muqueuse gé-

nérale pénètre dans l'homme par l'urètre, et
de là se déploie d'une part sur la vessie,
les uretères, les bassinets, les calices, les
mamelons et les conduits capillaires qui s'ou-
vrent à leur sommet ; de l'autre part, elle
s'enfonce dans les tubes excréteurs de la pros-
tate, dans ses conduits éjaculateurs, dans
les vésicules séminales, les vaisseaux déférens et les branches mille fois repliées qui
leur donnent naissance : chez la femme cette
membrane s'introduit par la vulve, et pénétrant
d'un côté par l'urètre, se comporte comme
dans l'homme, sur les organes urinaires ; de
l'autre côté, on la voit entrer dans le vagin,
le tapisser, ainsi que la matrice et les trom-
pes, et se continuer ensuite avec le péri-
toine par l'ouverture de ses conduits. C'est
le seul exemple dans l'économie, d'une communication établie entre les surfaces muqueuses et les séreuses.

10. La sensibilité de la peau est due, comme
on le sait, principalement au corps papillaire ; celle des membranes muqueuses, entièrement analogue à celle de la peau, me
paraît tenir à la même cause. Les papilles
de ces membranes ne peuvent être révoquées
en doute à leur origine, là où elles s'en-

foncent dans leurs cavités, dans les commen-
cemens même de ces cavités, comme sur la
langue, au palais, à la partie interne des
ailes du nez, sur le gland, dans la fosse na-
viculaire, au-dedans des lèvres : l'inspection
suffit pour les y démontrer ; mais on demande
si, dans la profondeur des membranes, ces
papilles existent aussi ? L'analogie l'indique,
puisque la sensibilité y est la même qu'à leur
origine ; mais l'inspection le prouve d'une
manière non moins certaine. Je crois que les
villosités dont on les voit par-tout hérissées,
ne sont autre chose que ces papilles.

11. On connaît peu la composition des
fluides muqueux, parce que, dans l'état naturel, il est difficile de les recueillir, et que,
dans l'état morbifique où leur quantité augmente, comme dans les catarrhes par exemple, cette composition change probablement ;
mais leurs fonctions dans l'économie animale
ne sont point douteuses.

12. La première de ces fonctions est de
garantir les membranes muqueuses de l'impression des corps avec lesquels elles sont
en contact, et qui tous sont hétérogènes à
celui de l'animal ; voilà sans doute la raison
pour laquelle les fluides muqueux sont le plus

abondans, là où ces corps séjournent plus long-temps, comme dans la vessie, à l'extrémité du rectum, etc., que là où ils ne font que passer, comme dans les urètres et en général dans tous les conduits excréteurs. Voilà pourquoi, lorsque l'impression de ces corps pourrait être funeste, ces fluides se répandent en plus grande quantité sur leur surface ; la sonde qui pénètre l'urètre et qui y séjourne, l'instrument qu'on laisse dans le vagin pour y serrer un polype, celui qui, dans la même vue, reste quelque temps dans les fosses nasales, la canule fixée dans le sac lacrymal pour le désobstruer, celle qu'on assujétit dans l'œsophage pour suppléer à la déglutition empêchée, déterminent toujours sur les portions de la surface muqueuse qui leur correspond, une sécrétion plus abondante du fluide qui y est habituellement versé.

13. Concluons de ces nombreuses considérations, qu'un des moyens principaux qu'emploie la nature pour augmenter l'action des glandes et pour déterminer celle de leurs conduits excréteurs, c'est l'irritation de l'extrémité de ces conduits, et que c'est à cela qu'il faut rapporter la sécrétion abondante et l'excrétion des fluides muqueux.

14. Les membranes muqueuses, par la continuelle sécrétion dont elles sont le siége, jouent encore un rôle principal dans l'économie animale; on doit les regarder comme un des grands émonctoires par lesquels s'échappent sans cesse au-dehors les résidus de la nutrition, par conséquent comme un des agens principaux de la décomposition habituelle qui enlève aux corps vivans les molécules qui, ayant concouru pendant quelque temps à la composition des solides, leur sont ensuite devenus hétérogènes.

15. Remarquez, en effet, que tous les fluides muqueux ne pénètrent point dans la circulation, mais qu'ils sont rejetés au-dehors; celui de la vessie, des uretères, de l'urètre avec l'urine; celui des vésicules séminales, des conduits déférens avec la semence; celui des narines, dans l'action de se moucher; celui de la bouche, en partie par l'évaporation, en partie par l'anus avec les excrémens; celui des bronches par l'exhalation pulmonaire qui s'opère principalement par la dissolution dans l'air de la respiration; ceux de l'œsophage, de l'estomac, des intestins, de la vésicule du fiel, etc., avec les excrémens dont ils forment déjà, dans l'état ordinaire, une partie presque

aussi considérable que le résidu des alimens, et même qu'ils composent presque en entier dans certaines dyssenteries, dans certaines fièvres, où la quantité des matières rendues est évidemment disproportionnée avec celle que l'on prend.

16. Si l'on se rappelle ce qui a été dit précédemment sur l'étendue des deux surfaces muqueuses générales, égales et même supérieures à l'étendue de l'organe cutané; si l'on se représente ensuite ces deux grandes surfaces rejetant sans cesse au-dehors les fluides muqueux, on verra de quelle importance doit être dans l'économie animale cette évacuation, et de quels dérangemens sa lésion peut devenir la source. C'est sans doute à cette loi de la nature qui veut que tout fluide muqueux soit rejeté au-dehors, qu'il faut attribuer dans le fœtus la présence du fluide onctueux dont est pleine la vésicule du fiel, le méconium engorgeant les intestins, etc., espèces de fluides qui ne paraissent être qu'un amas de sucs muqueux, lesquels, ne pouvant s'évacuer, séjournent jusqu'à la naissance sur les organes respectifs où ils ont été sécrétés.

17. Ce ne sont pas seulement les fluides

muqueux qui sont rejetés au-dehors et ser-vent ainsi d'émonctoire à l'économie; presque tous les fluides séparés de la masse du sang par voie de sécrétion se trouvent dans ce même cas.

18. L'assemblage de l'épiderme, du corps papillaire, du corion, des glandes et des vaisseaux, constitue dans les membranes muqueuses leur intime organisation qui présente de très-grandes variétés dans les diverses régions où on les examine; car, en aucun endroit, ces membranes ne présentent le même aspect, et, pour décrire toutes leurs différences, il faudrait toutes les examiner.

19. La sensibilité des membranes muqueuses est un des grands caractères qui les distingue des autres organes analogues; cette force, inhérente aux corps organiques, variable dans chaque partie, prompte à se développer dans les unes sous l'influence du moindre excitant, difficile à être mise en jeu dans les autres, présente dans toutes une susceptibilité de passer, par l'inflammation, de l'état le plus obscur au dernier degré d'intensité. Cette force est remarquable ici par des caractères analogues à ceux qu'elle présente dans la surface cutanée avec laquelle la sur-

face muqueuse a, comme nous l'avons dit, de grands traits de ressemblance du côté de sa structure ; c'est à cette analogie de sensibilité qu'il faut rapporter une foule de phénomènes qui se déploient alternativement et dans un ordre inverse sur l'une et sur l'autre surface. Je vais successivement indiquer quelques-uns de ces phénomènes. 1.º Lorsque la température de l'air engourdit la sensibilité de l'organe cutané en resserrant son tissu, la sensibilité de la surface muqueuse reçoit un accroissement d'énergie remarquable ; voilà pourquoi dans l'hiver, dans les climats froids, où les fonctions de la peau sont singulièrement bornées, toutes celles des membranes muqueuses s'aggrandissent en proportion : de là une exhalation pulmonaire plus marquée, les sécrétions internes plus abondantes, la digestion plus active, plus prompte à s'opérer, par conséquent l'appétit plus facile à être excité. 2.º Lorsqu'au contraire la chaleur du climat, de la saison, etc., vient à relâcher, à épanouir la surface cutanée, on dirait que la surface muqueuse se resserre en proportion. En été, dans le midi, etc., diminution des sécrétions internes, de celle de l'urine, par exemple, lenteur des phénomènes digestifs par le défaut d'action de l'estomac et des intestins, appétit tardif à revenir. 3.º La suppression subite des fonctions de l'organe cutané détermine souvent un accroissement maladif dans celle de l'organe muqueux; l'air froid qui trouble la transpiration produit fréquemment des rhumes, des catarrhes, espèces d'affections qui caractérisent sur-tout la sensibilité et l'action augmentée des glandes muqueuses. 4.º Dans diverses affections des membranes muqueuses, les bains qui relâchent et épanouissent la peau, produisent d'heureux effets.

20. Les considérations précédentes établissent évidemment l'influence des forces vitales de la peau sur celle des membranes muqueuses; d'autres, non moins importantes, démontrent la dépendance réciproque où la peau se trouve des forces vitales des mêmes membranes. 1.º Pendant la digestion, où les sucs muqueux pleuvent de toute part et en abondance dans l'estomac et les intestins, où les membranes muqueuses des viscères gastriques sont par conséquent dans une grande action, l'humeur de l'insensible transpiration diminue considérablement. Suivant l'observation de Sanctorius, elle est en petite quantité

trois heures après le repas, en sorte que
l'action de l'organe cutané est visiblement
moins énergique. 2.° Pendant le sommeil, où
les fonctions internes deviennent plus marquées, s'exécutent dans leur plénitude, où
la sensibilité des membranes muqueuses est
par conséquent très - caractérisée, la peau
semble être frappée d'une débilité manifeste;
débilité qu'indique le froid dont elle est saisie
lorsque l'animal reste à découvert, comme
pendant la veille son défaut de susceptibilité
par les divers excitans.

21. Après avoir exposé la structure anatomique des membranes muqueuses, ainsi
que leurs fonctions physiologiques, il est à
propos de chercher à découvrir les causes
de leurs maladies. Les anciens n'avaient point
d'idée exacte sur le système des membranes
muqueuses; ils n'ont pu, par conséquent,
développer d'une manière rigoureuse l'état
pathologique de ce système, qu'ils confondent
toujours avec d'autres affections. Ils ne peuvent donc pas être d'un grand secours pour
la solution de la question; aussi je ne cher-
cherai point à m'étayer de leurs préceptes.
Cependant l'observation leur avait appris que
le passage subit d'une température chaude

à un air froid, occasionnait un dérangement de la transpiration qui engendrait des affections qu'ils appelaient *pituiteuses*, et ils bornaient leurs affections catarrhales au coryza, aux rhumes du cerveau, de la poitrine, etc., etc. Encore même pensaient-ils que l'humeur qui engendrait ces affections se formait dans le cerveau, et coulait dans la gorge, le nez, etc. De là la dénomination de *katarreo* chez les Grecs, et *destillatio seu defluxus* chez les Latins. Galien avait distingué sept à huit espèces de ces fluxions, suivant les qualités physiques que présentaient les diverses excrétions. Aujourd'hui que le système membraneux est mieux connu, on appellera maladies catarrhales toutes celles qui affectent les membranes muqueuses, et de là naîtront les nombreuses espèces de ces affections, suivant le siége qu'elles occupent.

22. Nous avons vu le rapport direct et intime qui existe entre les membranes muqueuses et la peau. Tout dérangement dans les fonctions de ces organes peut produire une affection catarrhale; mais il faut que le corps se trouve dans une telle disposition qu'il n'y ait aucune diathèse humorale dominante, et qu'il n'y ait que la sécrétion mu-

queuse qui soit dérangée ; autrement la maladie deviendrait compliquée, et appartien-
drait au genre bilieux et catarrhal si la bile
dominait ; au sanguin catarrhal, si la pléthore sanguine existait, etc., etc. Mais ici
nous ne devons parler que des maladies
simples des membranes muqueuses, en y joi-
gnant ensuite les épiphénomènes qui aggra-
vent la maladie sans la dénaturer.

23. La cause la plus ordinaire des affections catarrhales que l'on ait observée jusqu'à ce jour, est le passage subit d'une température chaude à une température froide :
nous ne saurions révoquer en doute cette
vérité ; mais la marche rigoureuse de cette
maladie aurait dû faire soupçonner qu'il y
avait quelque agent de plus qui pouvait l'exciter ou du moins lui imprimer un type particulier ; car nous verrons qu'un des caractères essentiels de la fièvre catarrhale est
d'avoir une récrudescence bien marquée dès
que le soleil est sur son déclin ; et si nous
apercevons quelque irrégularité dans la marche de ces fièvres, elle n'est due qu'à des
temps variables, nébuleux, couverts, etc.,
etc. Remarque très-aisée à vérifier..... Pourquoi cette périodicité sérotine des fièvres
catarrhales

catarrhales ne ferait-elle pas penser que la lumière solaire a une influence marquée sur ces fièvres ? M. le professeur Baumes (1) a avancé cette idée ; l'expérience l'a déjà confirmée. Beccaria (2) a encore démontré par l'observation, que l'électricité atmosphérique allait en augmentant depuis le lever du soleil jusques à quatre ou cinq heures après midi, et qu'ensuite elle va en décroissant jusques à minuit. En comparant les observations de Beccaria aux observations cliniques des fièvres catarrhales, nous verrons que celles-ci augmentent d'intensité, lorsque l'électricité atmosphérique diminue , et *vice versa.* D'après ces faits nous classerons comme causes des catarrhes, le passage brusque du chaud au froid, la lumière plus ou moins vive, et les variations dans l'électricité de l'atmosphère.

24. Le dérangement de la transpiration insensible est la cause matérielle de toutes les maladies catarrhales , ainsi que d'un grand nombre d'autres affections ; mais comme le

_____

(1) *Fondemens de la science méthodique des maladies.*

(2) *Bibliothèque italienne* ; mois de fructidor an X.

développement de cette section me forcerait
à anticiper sur l'histoire des constitutions ,
je réserve ces explications pour l'article de
l'influence des agens extérieurs sur l'économie
animale. Je passe à la description des différentes espèces de catarrhes ; je commence
par les plus simples , et de celles-là nous ar-
riverons aux plus compliquées : peut-être au-
rait-il mieux valu tracer un plan tout différent ; mais voulant réunir dans un cadre étroit
le tableau de comparaison entre les fièvres
catarrhales graves et les fièvres rémittentes
pernicieuses , j'ai cru cette marche plus avantageuse , afin de présenter un ensemble dont
la thérapeutique puisse être ramenée à des
principes fondamentaux sur l'emploi du quinquina dans les unes et dans les autres.

25. L'affection catarrhale la plus commune
et la plus simple, est ce qu'on appelle *co-
risa* (1). Elle est occasionnée par les vicis-
situdes de l'air, et principalement par le passage brusque du chaud au froid. Elle s'annonce par une douleur gravative du front,

____

(1) Cénose : *Fondemens de la science méth. des
malad. : gravedo destillatio , catarrhus ad nares ,* chez
les Latins.

des éternumens fréquens ; on perd l'usage de l'odorat, le nasillement survient ; quelques jours après il découle du nez une humeur limpide, comme lorsqu'on est exposé à un froid rigoureux, et qu'il souffle un vent du nord ; le flux du nez devient ensuite plus épais et plus abondant, on recouvre la faculté de sentir, et le malade est guéri.

26. Le traitement de cette affection est aussi simple que la maladie ; pour mieux dire, ceux qui en sont affectés ne consultent point les médecins pour de pareilles indispositions ; cependant on peut faire usage de la diète, de boissons théiformes de plantes adoucissantes mucilagineuses, un peu chaudes : on peut respirer la vapeur de l'eau chaude, ne point s'exposer à l'air froid, rester enfermé dans son appartement, etc.

27. L'angine (1) est une inflammation des membranes qui tapissent l'intérieur de la gorge, avec excrétion d'une lymphe épaisse

____

(1) *Angina bronchus. Nos. methodica* de Sauvages, tom. I.

Je me suis servi du mot angine, suivant M. de Sauvages, qui la fait différer de l'esquinancie en ce que celle-ci est compliquée avec la fièvre, tandis que la première est une affection idiopatique.

et muqueuse. La voix devient rauque : il y a difficulté d'avaler, lorsque l'irritation est forte ; la toux, l'éternunent et le corysa précèdent ou accompagnent cette inflammation. Le cou est douloureux et gonflé ; cet état de tuméfaction se prolonge jusques aux parotides ; les amygdales sont rouges ; rarement elles le sont toutes les deux à la fois, mais elles s'enflamment l'une après l'autre. Il n'y a point de fièvre ; et c'est ordinairement le passage subit du chaud au froid qui a donné lieu à cette inflammation.

28. L'angine se termine par la résolution ; elle n'est point mortelle, dit Cullen (1), lors même qu'il pourrait s'y développer quelques aphtes gangréneux ; la résolution de cette inflammation est très-aisée, si l'on emploie les moyens propres à rétablir la transpiration, soit locale, soit générale. Lorsque l'inflammation est considérable, des sangsues appliquées au cou peuvent convenir ; mais les rubéfians et les vésicatoires sur la partie extérieure du cou (2), sont les meilleurs

---

(1) *Élémens de médecine-pratique de Cullen* ; traduit de l'anglais, par M. Bosquillon, tom. I, pag. 235.

(2) Stoll, *Ratio medendi*, tom. III, pag. 41.

topiques dont on doive user en pareille cir-
constance, afin d'attirer la cause matérielle
au-dehors. On aidera cette diaphorèse locale
par des boissons chaudes faites avec des infusions de thé, de capillaire, de scorsonère,
de scabieuse; avec des fomentations chaudes
de ces mêmes plantes. Respirer un air sec et
chaud, les diurétiques, une diète modérée,
et enfin des gargarismes avec de l'eau ai-
guisée d'un peu d'alcool; telle est la méthode
prescrite par Van-Swieten.

29. L'angine peut se compliquer avec différentes espèces de fièvres; mais c'est le plus
souvent avec la fièvre catarrhale, soit bénigne ou maligne; alors le traitement qui
lui convient est parfaitement le même que celui que nous détaillerons (§. 80 et suiv.).

30. Le système des membranes muqueuses
est très-abondant dans la cavité thorachique;
c'est aussi le plus souvent vers elle que ten-
dent les affections catarrhales. Une de ces affections pneumoniques les plus simples, est
celle que Sydenham a décrite (1), et qui
régna à Londres en 1675.

____

(1) Sydenham, *Op. omn. med.*, §. IV, chap. 5; *pe-
ripneumonia pituitosa*, Forestus.

L'automne de cette année fut si douce et si belle jusqu'aux derniers jours d'octobre, qu'on aurait cru être en été ; mais le temps ayant changé subitement, il y eut de tout côté un si grand nombre de toux, qu'il (Sydenham) ne se souvenait pas d'en avoir tant vu ; presque personne n'en était exempt, de quelque âge et de quelque tempérament qu'il fût. Des familles entières s'en trouvaient attaquées en même temps. La douleur de tête, l'enchifrènement, la douleur du dos et des membres accompagnaient une expectoration abondante ; la douleur du côté, la difficulté de respirer la faisaient confondre avec la pleurésie vraie ; le pouls était presque le même que dans l'état de santé ; les urines étaient plus limpides, quoique souvent elles fussent rouges ; on apercevait tous les soirs une augmentation des symptômes, et les nuits étaient très-inquiètes.

31. Cette maladie ne demandait presque point de remèdes ; il s'agissait seulement de donner quelques boissons pectorales et un peu chaudes, de faire lever le malade pendant le jour, de lui faire prendre un peu d'exercice, et au bout de dix à quinze jours, les crachats devenant plus épais, les malades

se trouvaient délivrés de cette maladie. Si la fluxion était trop abondante sur l'organe pulmonaire, et que le séjour de l'humeur produisît une irritation trop forte, Sydenham faisait faire une petite saignée, plus pour diminuer l'irritation que pour diminuer la masse sanguine qui ne paraissait nullement affectée dans ce cas.

32. Pour expliquer maintenant la méthode de traiter cette toux (c'est Sydenham qui parle), et en même temps celles qui arrivent en d'autres années, pourvu qu'elles viennent des mêmes causes, il faut remarquer que, lorsque le froid vient à resserrer les pores de la peau, la matière qui a coutume de se séparer du sang par la transpiration insensible, rentre alors au-dedans, se dépose sur les poumons, les irrite et excite la toux ; cette matière, qui est une vapeur chaude et récrémentitielle, étant ainsi retenue, et ne pouvant s'évaporer par les pores de la peau, la fièvre s'allume aisément, soit parce que la vapeur morbifique est en si grande quantité, que le poumon nepeut s'en débarrasser ; soit parce que, par des remèdes et un régime trop chaud, on augmente la chaleur

du sang déjà trop disposé à la fièvre (§. **IV**; chap. 5).

33. Je pense qu'on ne saurait donner une explication plus simple que celle de Sydenham; on voit qu'il étudiait la nature; en la suivant pas à pas il faisait des découvertes précieuses pour les progrès de l'art. Justement indigné contre ceux qui entassent remèdes sur remèdes pour guérir une maladie simple, son cœur était satisfait en voyant que la nature était plus sage dans ses opérations, que ne le sont souvent les médecins dans leur conduite. Après avoir bien étudié les causes de ces affections, Sydenham reconnaissait qu'il n'y avait que très-peu de chose à faire pour leur guérison; quelques pastilles adoucissantes et expectorantes suffisáient pour évacuer la matière morbifique; un peu d'exercice mettait en jeu les humeurs pour les porter vers la peau; il aidait ces mouvemens par un vésicatoire, et si le ventre était paresseux, un léger minoratif était le seul remède dont il usait. C'est ainsi qu'il se conduisit envers François Windham (1);

____

(1) Maladie dont il est parlé dans ses *Œuvres*, .§. IV, çhap. 5.

aussi un succès complet couronna-t-il ses opérations. Il détermina les mouvemens du centre vers la circonférence par les vésicatoires et l'exercice ; il rappela la transpiration insensible, et délivra ainsi l'organe pulmonaire du stimulus morbifique qui l'incommodait ; car les rapports de l'organe cutané sont si directs avec l'organe pulmonaire, que le travail des crises même nous l'indique.

34. En effet, quand est-ce que nous voyons dans les affections catarrhales l'expectoration plus épaisse, plus douce et plus aisée, si ce n'est lorsque la peau reprend ses fonctions, c'est-à-dire, lorsqu'il survient des sueurs ou des moiteurs qu'on appelle *critiques* ; alors la sérosité qui délayait les matières de l'expectoration, reprenant son cours ordinaire par les sueurs ou la transpiration, les crachats doivent être plus consistans, moins âcres, et par conséquent moins susceptibles d'occasionner des irritations et des inflammations dans l'organe du poumon. C'est, sans doute, d'après ces données sur les crises, que plusieurs médecins ont pensé, qu'en administrant des sudorifiques dans les catarrhes, on ferait avorter la maladie. Cette méthode peut bien avoir des succès, mais il faut prendre

l'état morbifique dans son principe ; il faut
que la matière de la transpiration soit en
suspens, et qu'elle n'ait produit aucune irritation sur les membranes muqueuses : alors
les échauffans, les sudorifiques, les spiritueux
peuvent convenir, et il n'est pas de médecin
qui, dans le cours de sa pratique, n'ait eu
occasion de voir des guérisons opérées par
ces moyens.

35. Mais, si le catarrhe est déterminé sur
un organe, que l'humeur muqueuse ait subi
une décomposition morbifique, opérée par
la transpiration refluée, en vain mettrait-
on en usage les sudorifiques, les spiritueux,
etc., etc ; ils deviendraient non-seulement
inutiles, mais même très-dangereux, parce
qu'alors il faut attendre que la nature emploie ses moyens de coction. Néanmoins on
peut aider cette même coction par des frictions sur la peau (1), quelques remèdes
béchiques et expectorans, même un vésicatoire ; on facilite par ces moyens la transpiration, on dégage le poumon des matières
qui l'incommodent ; on peut encore chercher
à décomposer ces matières muqueuses par

____

(1) *Journal de médecine de Paris.* An X.

des moyens chimiques dont il sera parlé ci-après.

36. L'on reconnaît que la maladie fait des progrès lorsque l'oppression est plus grande, que les forces diminuent, que le pouls devient plus faible, petit et concentré ; l'expectoration est alors plus pénible et moins abondante ; la toux est plus souvent répétée : il y a quelquefois de nausées ; la langue est épaisse et chargée d'un sédiment blanchâtre ; la tête est douloureuse ; le malade éprouve un léger délire ; la respiration est plus gênée ; les urines sont limpides, quelquefois rouges. Tous ces symptômes augmentent dès que la nuit arrive ; et si le râle paraît avec les signes concomitans de la mort, c'est à l'entrée du jour que périt le malade.

37. Dans de pareilles circonstances, il est peu d'indications à remplir ; la seule, je pense, est de soutenir les forces, ensuite de rappeler les mouvemens vers l'extérieur, et de diviser les matières muqueuses qui engouent les organes essentiels à la vie. C'est ici le cas d'employer le quinquina, non comme fébrifuge, mais comme tonique, combiné avec l'oximel scillitique, la racine du

contra-yerva, etc., etc. (1), suivant les indications secondaires que l'on se propose
de remplir ; les vésicatoires sont encore les
meilleurs moyens pour ranimer la sensibilité, et rappeler l'humeur septique vers la
peau. Si l'on parvient à exciter des sueurs
douces et générales, présentant les conditions nécessaires pour les crises, on peut se
promettre un succès complet.

38. Dans le mois de brumaire de l'an IX,
je fus appelé au village de St - M.ⁿ pour
donner mes soins à M.ᵐᵉ C.ᵉ ; elle se plai-
gnait d'un léger mal de tête, d'un enchifrènement avec une toux un peu forte ; cependant les crachats venaient aisément : les
nuits étaient assez inquiètes ; elle avait perdu
le sommeil ; le pouls était bon ; les selles
étaient réglées. Je lui prescrivis quelques tisanes béchiques et adoucissantes ; je la pré-
vins qu'il fallait se mettre à la diète, et ne
pas s'exposer à l'air froid et humide qui ré-
gnait alors, pensant qu'avec ces légers remèdes
et les précautions prises, la nature achèverait
le reste ; mais, au bout de quelques jours,

---

(1) Deplaigne, *Journal de médecine*, 1757.
Histoire de l'épidémie de Valencienne, 1763.

on vint m'avertir que Mme C.^e était dans un
état alarmant. Voici sa situation : elle était
couchée à plat, les extrémités inférieures
éparses, le pouls petit et faible, les yeux
à demi fermés, avec le coma somnolentum ;
la langue chargée d'une mucosité très-épaisse ;
la poitrine engouée et résonnante comme dans
le râle ; la toux fréquente, ainsi que la respiration, mais impossibilité absolue d'expectorer ; le ventre souple ; les urines limpides :
on me dit que tous les soirs, à l'entrée de
la nuit, la malade était dans un état pire,
comparé à celui du jour.

39. Je ne balançai point à faire pré-
parer une décoction assez forte de quinquina (1). J'en fis prendre quelques cuillerées à la malade, avec un scrupule de
camphre. Deux heures après, je lui admi-
nistrai deux grains d'oxide d'antimoine sulfuré rouge (2), mêlé avec un peu de sucre.
Ce remède fit rejeter quelques filantes comme

____

(1) Quoique je me serve du mot quinquina, sans
spécifier la qualité, j'en ai différencié les espèces à la
fin de ce mémoire.

(2) On s'aperçoit aisément que j'ai employé le kermès
de préférence au tartre stibié, pour prévenir toute décomposition dans l'estomac.

du blanc d'œuf. Deux heures après, je répétai la décoction du quinquina, et deux heures ensuite, la poudre antimoniée. Après cette seconde prise, je m'aperçus que la malade toussait avec plus d'aisance ; enfin, je passai la nuit à faire prendre le tonique alterné avec l'antimoine, et le succès couronna le traitement. Lorsque les forces eurent acquis un peu plus d'augmentation, je prescrivis une médecine simple qui l'évacua beaucoup : des toniques d'un ordre inférieur au quinquina furent ensuite administrés ; des évacuations alvines, de temps en temps provoquées, suffirent pour rendre la santé à Mme C.^{e}, qu'on regardait comme perdue.

40. Sans doute l'oxide sulfuré rouge d'antimoine a beaucoup contribué à cette guérison ; mais le quinquina doit révendiquer ses bienfaits ; il a soutenu les forces de la malade : peut-être même a-t-il arrêté la septicité imminente qui allait se développer. On ne peut se persuader les choses différemment, si l'on se rappelle la description de cette maladie. Les forces sont dans un état d'inertie complet ; les organes de la poitrine affaiblis ne peuvent point expectorer la matière excrémentitielle qui les engoue ; c'est le quin-

quina qui leur donne des forces pour les ex-
pulser : d'ailleurs quelle indication peut-on se
proposer quand un malade est presque agoni-
sant , si ce n'est celle de soutenir les forces
vitales , en s'opposant à la décomposition humorale ? Les liqueurs alcooliques , l'ammoniaque , le camphre , les vésicatoires , etc.,
etc., sont bien des remèdes propres à relever les forces d'un malade ; mais ils ne font
que réveiller un instant la sensibilité qui , un
moment après , finit par s'éteindre. Le quinquina , au contraire , ranime la vitalité , en
s'opposant puissamment à la décomposition septique des humeurs ; et dès-lors
il doit être un des premiers remèdes à employer lorsque notre existence est menacée.
L'expérience des médecins les plus célèbres
confirme parfaitement ces propositions.

41. Ayant ainsi présenté le traitement de
la pneumonie catarrhale bénigne, et la méthode que j'ai employée dans la pneumonie catarrhale grave, j'ai cru ne devoir pas finir sans
parler de la pneumonie cachée , sur laquelle
il y a beaucoup de variations dans l'opinion
des médecins : je proposerai le traitement
qui devrait être adopté pour cette dernière,

après en avoir démontré les raisons par l'a-
nalogie des méthodes différentes.

42. La médecine est une science d'observation : par conséquent, toutes les fois qu'on
a vu un ordre de phénomènes morbifiques
commencer, se développer et finir de la
même manière, on a donné à cet ordre
le nom d'une maladie. Cependant on n'ob-
serve pas toujours le même nombre de symptômes; leur intensité est variée : la maladie
n'en a pas moins reçu le nom du genre auquel
quel elle paraît appartenir. De la variété des
épiphénomènes sont sorties toutes les sub-
divisions.

43. Les médecins ont désigné par divers
noms la pneumonie cachée : les uns l'ont appelée pleurésie hydrothorace (1) ; d'autres
péripneumonie catarrhale (2); ceux-ci péripneumonie pituiteuse (3); ceux-là péripneumonie cachée (4) ; asthme catarrhal (5),
pleurésie latente (6).

---

(1) Crendel, *Obs.*

(2) Amat, *Cent. VII*, *cur.* 79.

(3) Forestus.

(4) Sidenham, §. VI, *Cap.* 4. — Boerrh., aph. 864.

(5) Scholzius, pag. 35.

(6) Stoll, *Rat. med.*, tom. I, pag. 76.

44. Tant

44. Tant de variations dans la nomenclature de cette pneumonie ne peuvent provenir
que de la manière dont on l'a considérée relativement au genre auquel elle semble appartenir. Il n'y a qu'à examiner l'organe qui
en est le siége ainsi que sa structure, et la
variabilité dans les symptômes et les crises,
pour démontrer le vrai caractère de cette
pneumonie.

45. Le poumon est un composé de plusieurs sortes de canaux, aériens, artériels,
veineux et lymphatiques, enveloppés d'un
parenchyme qui, lui-même, semble contenu
dans le tissu cellulaire. Il paraît qu'il devrait
y avoir des communications entre ce tissu
cellulaire et les lobules aériens; cependant
Helvétius a démontré par des expériences
bien faites, que les dernières ramifications
des branches qui forment les lobules n'avaient
point de communication avec les follécules
cellulaires, puisqu'en soufflant dans ce tissu
on fait fermer les lobules. Ces expériences
sont encore confirmées par Bichat dans son
traité des membranes. Le tissu cellulaire
forme donc à lui seul une communication
de cellule à cellule. Les extrémités arté-
rielles déversent une humeur lymphatique

qui a une circulation dont nous ne connaissons pas bien le cours.

46. D'après cette courte description, l'organe pulmonaire reçoit un reflux de matière excrémentitielle vers son centre ; il n'est pas certain qu'elle forme toujours un catarrhe ; l'organe affecté présentera un ensemble de phénomènes morbifiques qui se rapprochera beaucoup du catarrhe pulmonaire, mais qui n'en aura pas le caractère essentiel, lequel consiste dans la toux, le crachement de matières muqueuses, etc., etc. Cette affection est évidemment pituiteuse, parce que le tissu cellulaire ainsi que les vaisseaux lymphatiques s'engouent d'un fluide épais et muqueux, sans qu'ils puissent se dégorger en aucune manière. Le poumon acquerra une pléthore muqueuse qu'on ne pourra résoudre que par des incisifs, et il présentera un ensemble de symptômes que nous allons décrire, d'après Stoll qui est celui qui a le mieux suivi cette maladie.

47. La toux est rare et sèche ; le coucher sur l'un et l'autre côté est douloureux ; l'orthopnée est plus forte lorsque le malade fait quelque mouvement ; la fièvre ne se déclare que par intervalles, l'appétit se soutient et

la langue est peu chargée. Cette maladie est souvent difficile à connaître (1), parce qu'elle n'a pas les symptômes qui caractérisent soit la pleurésie, soit la pneumonie; cependant on peut la découvrir d'une manière sûre, en faisant tourner le malade tantôt d'un côté, tantôt de l'autre, et lui recommandant de faire attention si, en se couchant sur un côté, il n'est pas obligé de tousser; si la respiration ne devient pas plus difficile; si, en inspirant fortement, il ne sent pas quelque douleur pungitive, quelque ardeur ou quelque oppression. Mais les considérations accessoires qui peuvent mieux caractériser cette maladie, sont la saison, le tempérament du malade; si la saison n'a pas un caractère épidémique bien prononcé; si les maladies sont intercurrentes; si le malade est d'un tempérament phlegmatique, pituiteux, etc. : voilà, je crois, les meilleures circonstances pour apprécier cette maladie.

48. La pneumonie latente a une infinité de terminaisons plus ou moins funestes; l'engorgement des follécules cellulaires, que nous avons dit être d'une nature pituiteuse, peut

(1) Stoll, *loc. cit.*

se porter sur les membranes muqueuses de la trachée-artère, et former une crise par l'expectoration ; aussi Stoll (1) dit fort bien : *tandem sputa cocta , non purulenta sed puriformia , qualia concocto catarrho solent , prodire incipiunt, copiosaque , quæ pectoris oppressionem doloremque punctorium minuunt.* Mais, si la constitution de l'air devient froide et humide, alors la matière pituiteuse se transformera en eau ; elle s'infiltrera dans le tissu cellulaire même de tout le corps, et produira tout au moins l'hydrothorax ; terminaison qui lui a valu le nom de pleurésie hydrothorace, suivant Crendel. Si la température et le régime sont échauffans, que la partie la plus séreuse de la lymphe s'évapore, la mucosité devenant plus épaisse formera des concrétions tuberculeuses et donnera lieu à l'espèce de phthisie tuberculeuse décrite par M. Baumes (2). Comme aussi on peut concevoir que lorsque cette matière, qui se ramasse dans les follécules cellulaires, vient à s'y décomposer et à passer à l'etat

----

(1) *Loc. cit.*, tom. I , pag. 109, *edit. Vien.*

(2) *Phthisie pulmonaire* , tom. II , pag. 262.

putrescent, elle peut ronger leurs parois et y former une vomique (1).

49. D'après ces considérations sur la pneumonie latente , il est inutile d'insister plus long-temps pour prouver qu'elle doit être entièrement séparée des affections catarrhales , des hydropisies, des phthisies tuberculeuses, ainsi que de la vomique. Tout nous indique que c'est une affection pituiteuse absolument la même, dans l'organe de la poitrine, que la fièvre mésentérique de Baglivi (2) et la fièvre lymphatico-mésintérique de M. Baumes, dont le siége est dans le mésentère (3).

5o. Lorsque la fièvre complique la pneumonie latente, elle possède tous les caractères de la fièvre mésentérique : les mêmes circonstances la développent. Les terminaisons sont les mêmes, à la différence de celles qui sont relatives à l'organe qui en est le siége.

51. Les indications à remplir sont absolument les mêmes dans la pneumonie cachée et la fièvre mésentérique. Si la poitrine est

---

(1) *Loc. cit.*, pag. 49.
(2) *Praxis med.*, pag. 213.
(3) *Année méd.*, I.re part. , pag. 213.

oppressée, que le pouls soit assez fort, on peut faire une saignée révulsive pour empêcher que le sang, dans ses mouvemens, ne pousse trop de matières muqueuses à l'extrémité des artères qui communiquent dans le parenchyme du poumon. Sydenham recommande, en pareil cas, de faire peu de saignées et de tirer le sang en petite quantité (1).

52. Les autres remèdes doivent être choisis de manière à donner aux solides le ton nécessaire, et même, suivant le besoin, à rehausser les forces; c'est ce qui a rendu recommandables, dans ce cas, les sels neutres doués d'une vertu résolutive sans avoir rien d'énervant, l'acétite de potasse, l'ammoniaque, les sulfates de potasse, de soude, de magnésie, etc., etc., etc.

53. Dans la fièvre mésentérique, on emploie avec avantage les purgatifs, tels que la rhubarbe, les sels neutres à doses un peu hautes, et même les émétiques. Ces évacuans ne semblent être avantageux aux malades que par l'irritation qu'on donne aux membranes muqueuses de l'estomac et des intes-

____

(1) *Op. omn. med.*, §. IV, chap. 5.

tins, qui deviennent alors centre de fluxion des matières pituiteuses qui circulent dans les vaisseaux lymphatiques du bas-ventre.

54. Baglivi recommande beaucoup cette méthode à raison des succès qu'il en a obtenus : alors, de fièvre pituiteuse, on la fait passer à l'état catarrhal, parce qu'elle change de siége. Nous voyons, en comparant la fièvre mésentérique à la pneumonie latente, que les crises les plus avantageuses dans celle - ci, sont les solutions par les crachats, c'est-à-dire, lorsque cette pneumonie est ramenée à l'état catarrhal. D'après cela, ne pourrait-on pas, par analogie, introduire dans les bronches les vapeurs du gaz acide muriatique oxigéné, avec toute la prudence qu'exige un tel remède ? On irriterait par ce moyen les membranes muqueuses qui attireraient sur elles la matière qui engorge le parenchyme pulmonaire, et alors elle deviendrait susceptible d'évacuation ? Tout semble conduire vers ce procédé. Par ce moyen éviterions - nous au moins la dissolution acqueuse de cette matière lymphatique qui procure l'hydrothorace et qui paraît être de même nature que la

gélatine , puisqu'elle se comporte comme elle avec les réactifs ordinaires (1).

55. Cette idée que j'avance sur l'emploi de l'acide muriatique oxigéné, n'est dictée que par l'analogie. Il n'y a que l'expérience qui puisse la faire admettre ou rejeter.

56. Je me suis permis cette digression au sujet de la pneumonie latente, parce que plusieurs auteurs l'ont rangée parmi les af-fections catarrhales ; et comme je me pro-pose de déterminer, d'une manière aussi précise que je le pourrai, le terme où com-mencent les maladies catarrhales, et celui où elles finissent, je n'ai pas cru devoir passer sous silence un objet aussi essentiel à éclaircir.

La même difficulté se présente pour les fièvres pituiteuses. Grimaud (2) les appelle indistinctement pituiteuses ou catarrhales, etc., etc. M. Baumes les nomme , avec plus de raison, lymphatiques ou pituiteuses (3), parce que leur siége est dans le système lym-phatique, et l'humeur qui les occasionne, une lymphe épaisse ou la pituite. Il n'est pourtant pas rare de voir la réunion d'une

------

(1) *Nosogr. philos.*, pag. 76.
(2) *Cours des fièvres*, tom. IV, pag. 150.
(3) *Année méd.*, tom. I, pag. 96.

fièvre pituiteuse et d'une fièvre catarrhale.
Parmi les auteurs à citer qui ont bien ca-
ractérisé ces deux espèces de fièvre, on doit
mettre en tête Rœderer et Wagler ; ils ont
parfaitement déterminé le traitement qui convient à ces maladies.

57. Lorsque les glandes muqueuses des intestins sont affectées d'une fluxion provenant
de transpiration supprimée ou d'autres irritans, il en résulte cette espèce de catarrhe auquel on donne le nom de *dyssenterie*,
lorsqu'il est accompagné de la fièvre.

58. Il n'est point de maladie, dit M. Pinel (1), qui soit plus susceptible que celle-ci
de la division des anciens en trois périodes,
qui sont l'augment, l'état et le déclin ; elles
s'adaptent parfaitement au traitement qui lui
convient.

59. D'abord la dyssenterie a une invasion
commune à plusieurs maladies : on éprouve
des frissons ou des *horror*, suivis de chaleur plus ou moins intense. Si la dyssenterie
est épidémique, on doit s'attendre à voir
bientôt paraître les évacuations alvines. Mais
les caractères qui peuvent former plus sû-

______

(1) *Nosogr. philos.*, tom. I, pag. 199.

rement le pronostic de cette maladie , sont les coliques violentes , la constipation opiniâtre et la douleur dans la région précordiale , accompagnées de vomissemens de matières jaunâtres , de la bouche mauvaise , amère , de douleurs de tête, enfin de tous les symptômes d'une affection adeno-meningée.

60. La seconde période est marquée par les selles jaunes , verdâtres , sans épreinte ni douleur; elles deviennent ensuite sanguines, glaireuses , écumeuses et répandent une odeur insoutenable.

61. La troisième période est marquée par l'augmentation ou diminution des coliques et des selles. Enfin, tous les caractères propres à cette maladie augmentent ou diminuent , suivant la terminaison heureuse ou malheureuse.

62. Suivant les réflexions du docteur Pringle (1), la dyssenterie survient dans les campemens les plus secs, après des chaleurs grandes et continues. L'humidité de la tente, les vapeurs de la nuit qui imprègnent les habits , la fraîcheur du sol, un service

---

(1) *Observ. sur les malad. des armées* , pag. 48.

pénible, une mauvaise manière de se conduire, disposent les soldats à cette maladie; et ils sont d'autant plus susceptibles d'en être attaqués, que les alternatives de froid et de chaud sont plus fréquentes et plus sensibles. Cullen (1) pense que le froid, après une température chaude, peut être une cause de dyssenterie. En général, elle se manifeste lorsque la transpiration a été arrêtée après une grande chaleur, soit par l'humidité du sol, soit par les brouillards de la nuit ou la rosée du matin, mais sur-tout par l'humidité des habits. Cette maladie règne dans les pays les plus chauds, quand le temps est pluvieux, et elle paraît très-souvent dans ceux qui sont sujets aux grandes pluies (2). Van-Swieten croit, avec beaucoup de raison, que les refroidissemens, après les grandes chaleurs, ont fait périr plus de sujets que la peste.

63. Le traitement de la dyssenterie est fort simple; et lorsqu'il devient compliqué, c'est qu'il y a jonction d'autres fièvres qui ren-

____

(1) *Elém. de méd. prat.*, tom. II, pag. 176.
(2) Zimmerman, *Traité de la dyssenterie*, trad. par Villebrune, pag. 41.

dent la méthode thérapeutique très-difficile.
Si la dyssenterie, par exemple, était com-
binée avec la fièvre catarrhale grave, ou la
fièvre rémittente pernicieuse, il faudrait
traiter ces fièvres, chacune de la manière
dont il sera parlé ci-après. Il en est de même
des autres.

64. Dans la première période, on em-
ploîra les boissons mucilagineuses, comme
l'eau d'orge, de gruau, les bouillons aux
herbes, etc. L'ipécacuanha ou le tartrite acidule de potasse antimonié conviennent sous
le double rapport d'évacuant et de sudorifique; la réitération de ce remède ne sera
pas toujours inutile. Dans la seconde période, on peut faire continuer les mêmes
boissons, en entremêlant l'usage de quelques
laxatifs, comme la manne, les tamarins, les
sels neutres à petites doses. On sera très-
réservé sur l'emploi des narcotiques, à moins
qu'il ne survienne quelque symptôme très-
urgent, comme des douleurs insoutenables,
des tranchées vives, une insomnie opiniâtre,
ou le sentiment d'une chaleur âcre et mordicante au rectum. Dans ce dernier cas, on
donne avec avantage des lavemens avec la
décoction de son et une tête de pavot. Enfin,

dans la troisième période de la dyssenterie, on diminuera ces remèdes en proportion de la diminution des symptômes.

65. Si la dyssenterie passe à l'état chronique, le docteur Whyth, d'Edimbourg, prescrit avec succès la confection du Japon suivant la pharmacopée d'Edimbourg.

66. Nous pourrions multiplier à l'infini les différentes formes de catarrhes. Il n'est point d'organe revêtu de membrane muqueuse qui n'ait un mode d'affection particulière qu'il serait inutile de développer, parce que ces maladies organiques n'entraînent point avec elles d'accidens assez graves pour exiger une méthode de traitement particulière. Elles sont toutes soumises à un traitement doux, mucilagineux, tel que nous l'avons décrit dans les §. 26 et suivans.

67. Dans l'histoire des épidémies catarrhales, nous observons que ce n'est qu'après des chaleurs plus ou moins long-temps soutenues, et par un passage subit à un air froid, que la maladie se développe. D'après ces observations, il paraît certain que c'est au dérangement de la transpiration qu'on peut rapporter différens genres de maladies. Sanctorius a été même jusqu'à dire que tant

que cette fonction (la transpiration) était régulière, il n'y avait aucune maladie à craindre. Les sectateurs de ce principe ont été nombreux, parce qu'ils avaient à leur tête des hommes célèbres : leurs explications ont été plus ou moins erronées ; ils partaient cependant de faits positifs et bien constatés.

68. Il était impossible qu'avec le peu de moyens d'analise qu'on avait alors, on parvînt à des résultats satisfaisans. Les expériences ne sont pas encore poussées bien loin ; cependant elles sont suffisantes pour nous permettre des conjectures qui paraîtront très-probables.

69. Toutes les fois qu'un médecin exposera avec fidélité des faits qui lui auront été présentés par l'observation, qu'il en assignera les causes, qu'il en déduira un traitement sûr et avoué par l'expérience, ce médecin pourra, sans compromettre ni les principes de l'art, ni l'expérience thérapeutique, s'exercer à deviner la nature sur sa manière d'agir dans l'économie animale.

70. Plusieurs médecins célèbres, et Haller sur-tout, se sont occupés de la matière de la transpiration ; plusieurs l'ont trouvée salée ;

d'autres, acide (1); d'autres fade; Haller l'a trouvée fétide animale. Il croit qu'il y a dans cette excrétion des particules d'aliment et de boisson (2). M. Fourcroy (3) pense qu'il n'y existe point d'acide carbonique, ce qui indique que d'autres ont cru l'y trouver (Milly). Enfin, Berthollet a démontré dans la matière de la transpiration, l'existence de l'acide phosphorique. Tout le monde est d'accord qu'il existe, entre les urines et la transpiration, une correspondance directe, car plusieurs médecins croient avoir démontré des canaux de communication. Que doit-on conclure de tant d'opinions différentes? Il me paraît que, sans trop appuyer sur ce qui n'est pas encore fondement de la science chimique, on peut dire que la peau peut évacuer autant de principes différens qu'il y a de décompositions différentes dans le corps ; quel est le médecin qui soutiendrait que l'urine

____

(1) M. Fouquet a répété souvent l'expérience d'appliquer du papier sur le corps de certains malades ; il a vu que le papier devenait rouge.

(2) J'ai vu une dame qui, trois jours après avoir pris une médecine, en développa une odeur complète par la transpiration.

(3) *Syst. des connaissances chim.*, tom. X, pag. 153.

est un corps homogène et invariable? En démontrant que l'urine est identique avec l'humeur diapnoïque, pourquoi voudrait-on que celle-ci ne fût que d'une espèce?

71. En admettant cette manière de voir, qui est conforme aux diverses expériences qui ont été faites, on formera aisément l'étiologie de ces maladies. Une même cause peut déterminer des effets tout différens, parce que la fluxion d'une humeur différemment composée doit entraîner avec elle la décomposition humorale de l'organe qui reçoit la fluxion; ainsi le corysa, l'angine, la pneumonie, la dyssenterie, le rhumatisme, peuvent dépendre de la transpiration, parce que l'humeur perspirable, portée sur les divers organes du corps, devient élément de décomposition des fluides comme des solides de ces mêmes organes, qui en sont le siége.

72. Si la matière excrémentitielle de la transpiration reflue sur le système sanguin, alors il y aura un développement de symptômes qui appartiendront à la fièvre inflammatoire. Il n'est pas douteux que, si l'on employait un traitement incendiaire, on ne manquerait pas de faire passer la maladie à un

état

état putride qui deviendrait certainement funeste au malade ; tandis que le seul remède
consiste à ouvrir la veine une ou plusieurs
fois, afin d'évacuer la surabondance de sang
qui gêne la circulation. C'est ici le cas de
rafraîchir souvent l'air, comme le conseille
Sydenham, afin qu'il puisse opérer une évacuation soutenue de la transpiration (1). C'est
dans ces cas de maladie que les jours dé-
créteurs et critiques se font rigoureusement
observer. La détente s'opère, les urines déposent un sédiment briqueté, ou bien la solution se fait par une sueur générale, quoiqu'il y ait nombre infini d'exemples de fièvres
inflammatoires avortées par de larges saignées
ou des hémorragies.

73. Néanmoins, nous voyons dans les descriptions des fièvres catarrhales, que la
saignée a été extrêmement avantageuse, sans
que l'on aperçût cette série de symptômes
qui constituent les maladies inflammatoires.
D'après l'histoire que nous avons exposée des
membranes muqueuses (§. 7 et suiv.), ne pourrait-on pas penser que l'humeur catarrhale se

---

(1) Voyez dans Fourcroy, *Syst. des connaiss. chim.*,
les raisons de cette évaporation, tom. X.

porte sur la membrane intérieure du système vasculaire (1), et qu'alors le sang agit comme irritant du système sanguin, de même que l'urine irrite le canal de l'urètre, lorsque le virus vénérien a déposé un stimulus inflammatoire dans ce même canal? Ne pourrait-on pas croire que c'est cette irritation vasculaire qui donne les fausses pléthores dans certains cas ? Ce sont des doutes que j'expose : voici l'histoire d'une maladie et de son traitement, qui pourra éclairer sur ce point.

74. Au mois de vendémiaire de l'an IX, je fus consulté par M. B.ᵈ de St-M.ⁿ ; il y avait trois mois qu'il avait été malade ; on lui avait donné des évacuans émétiques et purgatifs, etc., etc. J'avais connu ce Monsieur avant sa maladie, il était d'un tempérament très-sanguin et musculeux. Lorsque je fus con-

____

(1) Bichat s'exprime ainsi, en parlant des membranes du système vasculaire : « En dedans, la membrane interne du système vasculaire est sans cesse humectée d'un fluideux, dont les sources sont encore ignorées, et qui la garantit de l'impression du sang avec lequel elle est en contact. On connaît les valvules nombreuses dont est parsemée, dans les veines et les lymphatiques, cette membrane interne ». *Traité des membranes muqueuses*, pag. 170.

sulté, il avait une figure tirée, une toux forte
et extrêmement incommode par la quantité
de secousses qu'il fallait opérer pour faire
sortir un crachat ; les nuits étaient inquiètes ;
il éprouvait des sueurs partielles au front,
à la poitrine ; la paume des mains était moite ;
il avait des rougeurs livides aux pommettes,
très-peu d'appétit, et un aspect phthisique
bien prononcé. Au premier examen que je
fis de ce malade, je crus qu'il était dans la
phthisie pulmonaire ; le pouls était d'ailleurs
très-petit, tendu, et l'artère roulait sous la
peau. D'après cet état, je me persuadai que
le sang devait avoir formé une inflammation
chronique sur le poumon, et que le système
sanguin n'ayant pas été assez évacué, le
même principe devait exister, s'étant seulement changé du mode aigu au mode chronique. En conséquence, je fis appeler le
chirurgien, et je fis ouvrir la veine. Ce remède apporta un peu de calme pendant la
nuit ; la toux diminua un peu, et l'expectoration fut aisée. Enhardi par ce premier
succès, je fis répéter encore la saignée ; il
survint un amendement plus sensible. Enfin,
j'en fis faire une troisième, et terminant par
quelques légers laxatifs, je rendis la santé à

M. B.^d , qui est devenu aussi fort et aussi vigoureux qu'il l'était avant cette maladie.

75. La saignée, dans ce cas, a-t-elle été employée comme évacuante, ou antispasmodique et révulsive ? Sans doute qu'un effet est trop lié à l'autre pour pouvoir les séparer. Cependant aucun indice de pléthore n'existait ; par conséquent, le point essentiel qu'elle a opéré a été de détendre le système sanguin, dont l'action irritante se faisait sentir à son siége principal , qui est le poumon.

76. La fièvre catarrhale inflammatoire peut développer avec elle une affection locale inflammatoire des yeux, des oreilles, du gosier, de la poitrine, du foie, etc., etc. Alors l'ophtalmie , l'otalgie , l'angine , la pneumonie, l'hépatite, etc. , etc., doivent subir le même traitement que la fièvre générale ; quant aux maladies particulières organiques , on peut les livrer aux soins de la nature ; il est essentiel seulement de ne pas leur faire éprouver des intempéries de froid ni de chaud , parce que , suivant ce que nous avons vu, la maladie s'aggraverait ou bien passerait à un état chronique, toujours désagréable par sa longueur.

77. La fièvre catarrhale bénigne a une invasion commune à plusieurs fièvres, c'est-à-dire qu'elle commence ordinairement par un froid léger ou un *horror*; d'autres fois ce ne sera qu'une alternative de froid et de chaud. Le malade se plaint d'une douleur de tête, les yeux sont larmoyans, le nez est enchifrené, la bouche est pâteuse : on a du dégoût pour les viandes, la langue est chargée d'une mucosité blanchâtre. L'enrouement, l'angine, sont des symptômes ordinaires, mais ils ne sont pas constans; la toux est assez fréquente; elle est sèche et sans expectoration : cette dernière est du moins très-rare. Lorsque le malade tousse, la tête semble s'entr'ouvrir (1). Les éternumens sont fréquens. D'autres fois une ardeur très-vive se continue le long de la trachée-artère jusqu'au cartilage xyphoïde, et d'autres fois le long du gosier jusqu'à l'estomac, comme si l'œsophage avait été enflammé; les urines sont épaisses. Dans l'épidémie qui a régné ici en l'an XI et au commencement de l'an XII, le canal de l'urètre était tellement irrité, que quelques malades éprou-

---

(1) Sydenham, *Op. omn. med.*; *cap.* 5, §. VI.

vaient des ardeurs d'urine comme dans les blénorragies. Les précœurs sont quelquefois douloureux ; il y a des envies de vomir et des vomissemens (1) de matières muqueuses, filantes comme des glaires d'œuf ; le pouls semble dans l'état naturel , la chaleur n'est pas plus intense que dans l'état de santé ; la peau se trouve ordinairement plus lâche ; et si la sueur est abondante dans le principe de la maladie, elle est dans le cas d'affaiblir le malade plutôt que de lui être favorable ; il survient tous les soirs, à heure fixe, un paroxisme qui approche beaucoup du caractère de la fièvre rémittente (2) ; la chaleur fébrile se termine par une sueur qui arrive ordinairement à l'entrée du jour (3).

78. Les tempéramens phlegmatiques, sanguins muqueux et abondans en mauvais sucs, sont plus sujets aux affections catarrhales, de même que ceux qui abusent des boissons aqueuses et qui négligent de légers corysas ou enrouemens.

---

(1) Willich, *De freq. catar. ex primis viis orig.* ; Gott. 1776.

(2) Eller , *de cognoscend. et curand. morb.* ; cap. *de febr. cat. benig.* —

(3) Eller et Junker, *de febr. cat. ben. vel cont. veter.*

79. La réfrigération subite du corps, le temps froid, humide, l'automne sur-tout, sont les causes des fièvres catarrhales, de même que les boissons froides prises pendant que le corps est chaud. On peut placer encore au nombre des causes occasionnelles, les exanthèmes répercutés, enfin tout ce qui est dans le cas de s'opposer à la transpiration (1).

80. D'abord, on doit chercher à corriger la mucosité et la tenacité de la lymphe dans les maladies catarrhales. Pour remplir cette première indication, on fera une tisane avec les racines de pimprenelle, de *vincetoxicum*, d'impératoire, d'angélique : on pourra ajouter à ces décoctions des doses réfractées de sels neutres, tels que les sulfates de potasse, de soude, de magnésie ; le muriate d'ammoniaque, les oxides d'antimoine, etc., etc., observant toujours de donner des boissons tièdes. Il arrive souvent que la turgescence gastrique se met en jeu par l'emploi de ces premiers moyens ; alors les émétiques, donnés à une dose complète pour déterminer le vomissement, remplissent plusieurs indica-

----

(1) Junker, *loc. cit.*, pag. 63.

tions : les purgatifs doivent leur succéder ; et si la transpiration n'a point amené de crise , les alexipharmaques deviennent nécessaires pour exciter les mouvemens du centre à.la circonférence ; l'antimoine diaphorétique , les bois sudorifiques, les frictions sur la peau, le repos absolu dans un lit , détermineront l'excrétion de la matière diapnoïque et même la sueur.

81. La fièvre catarrhale bénigne occupe quelquefois toutes les membranes muqueuses du corps ; mais le plus souvent la fièvre se développe avec un ou plusieurs symptômes d'affection catarrhale organique. Alors, quoi-qu'on doive une attention spéciale à la fièvre, on ne doit pas négliger les affections symp-tomatiques.

82. Lorsque le corysa , l'enrouement sont concomitans de la fièvre, on doit faire pren-dre des bains de vapeur à la tête, et la tenir bien couverte ; on peut encore user des va-peurs alcoholiques éthérées et ammoniacées.

83. Si la toux est sèche, que l'expecto-ration ne se fasse pas aisément, qu'il faille plusieurs quintes de toux pour faire sortir un crachat, il convient d'employer alors les moyens indiqués (§. 31) : on appaisera encore

cette toux par les émulsions d'amandes, faites avec l'eau distillée de chardon béni, ou bien un mucilage d'orge, l'huile d'amandes douces ou les trochisques de Becher.

84. Le ventre est quelquefois paresseux, d'autres fois la diarrhée existe ; il faut, dans l'un et l'autre cas, remédier à ces accidens. Dans le premier cas, on peut ouvrir le ventre par quelque léger remède ou un régime doux, comme l'eau de pruneaux, quelques pruneaux même, une infusion de véronique, de tussilage : on emploie encore les pilules de Sthal, de Becher, de Frank, d'Anderson. Si par événement la diarrhée affaiblit le corps, on doit se hâter de prescrire un doux laxatif, composé avec les sels neutres, la rhubarbe et quelques mirobolans, afin d'évacuer la matière catarrhale qui se dépose sur les intestins.

85. Comme dans cette maladie nous ne devons jamais perdre de vue les mouvemens de la nature, il sera bon de l'aider dans ses efforts ; ainsi dès que le paroxisme nocturne sera sur son déclin, et que la chaleur commence à tomber par l'arrivée de la sueur, on sent de quelle importance doit être alors une abondante boisson chaude d'une décoction de chardon béni ou de fleurs de sureau.

La sueur entraîne souvent avec elle la solution de la maladie.

86. La fièvre catarrhale dont nous venons de parler (§. 77 et suivans), ne présente pas de danger bien imminent ; cependant nous la voyons souvent dégénérer en maladie grave, ce que les médecins, après Sydenham, ont toujours rapporté à la méthode échauffante, méthode généralement reçue avant que l'Hippocrate anglais fît ouvrir les yeux sur ses dangers. Mais, est-il vrai que les échauffans sont toujours contr'indiqués dans les maladies catarrhales ? Nous avons vu que le passage subit du chaud au froid, où un refroidissement occasionné par de l'eau froide pendant que le corps est échauffé, produisait une affection catharrale en supprimant la transpiration. L'humeur perspirable peut être suspendue pendant plusieurs jours, sans qu'elle soit déversée sur un organe quelconque pour en décomposer les humeurs ; on reconnaîtra cet état par une douleur de tête, une indifférence pour les alimens sans avoir ni le dégoût ni la bouche mauvaise ; la respiration paraîtra un peu gênée, sans toux, ni expectoration, ni point de côté, le corps sera pesant, les membres comme brisés,

le sommeil ne sera pas tranquille ; la plénitude du pouls occasionnera sa lenteur. Ici
on ne voit aucun organe affecté. Le corps
est pesant, parce que l'excrétion de la transpiration est suspendue ; dans ce cas, est-ce
un inconvénient de faire suer les malades
que l'art pourra fournir ? Je ne le pense pas,
parce que tous les signes que je viens de
tracer, sont ceux que présente un homme,
par un temps froid et humide, sur-tout s'il
ne se livre pas à un exercice capable de
le faire transpirer. Mais, si aux signes men-
tionnés se joignent une bouche mauvaise,
une langue chargée, le dégoût, le rebut des
viandes animales, etc., enfin tous les signes
d'une gastrose pyrétique (1), sans doute que,
dans ce cas, il serait dangereux d'employer
une méthode échauffante. Il est certain qu'on
doit reconnaître une décomposition des sucs
gastriques, qui ne peut avoir été occasionnée
que par la matière de la transpiration qui
l'a mise en jeu ; les échauffans hâteraient la
septicité gastrique qui ne manquerait pas de
se communiquer à la masse générale des

---

(1) *Fondem. de la science méthodiq. des malad.* ;
genr. 17 : Baumes.

humeurs, et entraînerait un ordre de phénomènes différent de celui qu'on aurait lieu
d'espérer. Ce que je dis de la gastrose peut
également s'appliquer à la pneumonie, pleurésie, etc., etc., etc. On voit donc que la
méthode échauffante est avantageuse tant que
la matière de la transpiration est en suspens
dans l'organe cutané, et qu'elle est nuisible
lorsque cette humeur a déterminé la décomposition d'une humeur organique.

87. Si la méthode échauffante a été employée sans succès ; si le malade a pris trop
d'alimens avant la crise de la maladie ; si
l'on a abusé des expectorans mucilagineux,
ou bien, s'il survient des intempéries froides
et humides, après un temps froid et sec,
ou alterné de chaud et de froid, la fièvre
catharrale bénigne diminue, mais elle n'est pas
entièrement détruite ; le malade paraît être
dans un état de convalescence, il ne prend
point de force, il est dans un mal-aise con-
tinuel, il n'a aucun plaisir aux jouissances
ordinaires ; son ame s'abandonne à la mé-
lancolie, son corps maigrit, sa tête est lourde,
le sommeil n'est pas réparateur ; les sueurs
nocturnes et partielles affaiblissent le malade,
il est plus inquiété pendant la nuit par des

douleurs vagues et erratiques. Tous les soirs, au coucher du soleil, il y a une augmentation dans le pouls ; de prompt, faible, inégal qu'il était auparavant, il devient plus accéléré et relève avec plus de force les doigts du médecin ; la chaleur est plus inquiétante, la langue n'est pas chargée, mais dans le fond et vers le centre, on voit un léger sédiment muqueux tirant sur le jaune : le malade trouve du goût à ce qu'il mange, mais il est incommodé pendant la digestion ; l'altération est assez considérable sur-tout vers le soir ; il a de bouffées de chaleur qui se font sentir vers la face et sur-tout dans la paume des mains ; l'urine est souvent pâle, d'autres fois trouble, le plus ordinairement il y a une expectoration de matière comme de l'écume de savon ; la toux est très-inquiétante sur-tout vers le soir ; elle a un son particulier qui lui est propre : on dirait que le bruit sort du fond de l'estomac. Cette toux stomacale est quelquefois accompagnée de douleur à la poitrine, ce qui ne provient que de l'irritation occasionnée par les secousses ; elle n'augmente pas sensiblement la céphalalgie. Après le repas, les quintes sont plus fortes ; elles augmentent et en fréquence et en intensité ; il y a une douleur au scrobicule du cœur, que l'on recouvre aisément en mettant le doigt dessus ; enfin, si cet état de fièvre dure long-temps, elle passe à l'état d'hecticie (1). Il se forme dans le poumon une inflammation lente qui dégénère en une phthisie pulmonaire le plus souvent mortelle ; cette phthisie, lorsqu'elle est traitée méthodiquement dans le principe, est moins dangereuse que les autres, parce que les émétiques, les minoratifs, les toniques ont de grands succès ; les purgatifs doux ont sur-tout le double avantage de détruire, en évacuant la saburre, la cause de la toux, et d'opérer une révulsion utile (2).

88. Après avoir fait usage des évacuans doux, comme nous l'avons dit en parlant de la fièvre catarrhale bénigne (§. 87), le quinquina est un des puissans moyens à employer, il relève les forces trop long-temps affaiblies (3), et les excrétions muqueuses

----

(1) Je mets une différence entre ces deux maladies, parce que la première peut appartenir à plusieurs genres, la seconde en forme un à elle seule.

(2) Baumes : Phthisie pulmonaire ; tom. II, pag. 203.

(3) Huxhan, *Traité sur les fièvres et leurs différences*, pag. 105.

se font avec plus d'aisance. Il faut combiner avec l'écorce du Pérou les remèdes appropriés aux différens symptômes (§. 82 et suivans). Pour aider l'action des premiers remèdes, les vésicatoires conviennent parfaitement par rapport à l'évacuation des matières lymphatiques qu'ils procurent (1); ils dégagent les organes intérieurs du principe catarrhal qui se porte continuellement sur eux; ils rétablissent l'excrétion cutanée et procurent une irritation qui rend l'humeur réversible du centre à la circonférence. Huxham conseille encore, pour rendre cette méthode plus complète, de faire usage des diaphorétiques doux, tels que la poudre de contra-yerva avec un peu de castoreum et de safran, avec une petite quantité de thériaque d'Andromaque ou d'élixir parégorique. Ces remèdes excitent une sueur douce et aisée, et une transpiration pleine , et procurent au malade un sommeil tranquille et réparateur; il ne se trouve jamais mieux qu'après ces évacuations : voilà pourquoi il serait dangereux de les contrarier ou de les détourner.

89. Madame C., d'une constitution frêle

—————————————

(1) Huxham , *loc. cit.*

et délicate, fut prise, au mois de vendémiaire de l'an XI, d'un mal-aise considérable ; elle perdit l'appétit ; elle eut des nausées sans vomissement ; ses membres lui semblaient avoir été meurtris. Elle fut constipée pendant long-temps ; elle éprouvait des frissons irré-guliers ; la tête était douloureuse ; la langue chargée d'un sédiment muqueux et blanchâ-tre ; la bouche pâteuse, quelquefois aigre, d'autres fois amère : elle passa huit à dix jours dans cet état ; ensuite survint une toux inquiétante, et qui revenait par quintes comme dans la coqueluche ; l'expectoration ne se faisait qu'après plusieurs secousses de toux, et la matière expectorée ressemblait à de l'écume de savon. En vain tous les sirops possibles avaient été employés contre cette toux, les forces diminuaient et l'amaigrisse-ment augmentait ; enfin la malade avait acquis l'aspect d'une phthisique. Lorsqu'elle me con-sulta sur son état, je lui prescrivis des bois-sons délayantes et rafraîchissantes ; le lende-main je lui fis prendre un vomitif qui lui fit rendre des matières aigres au point de lui agacer les dents. L'expectoration devint plus aisée, et les quintes de toux n'étaient pas aussi fortes ; le surlendemain je répétai

le

le vomitif qui ne produisit pas un effet aussi
évacuant que le premier. J'accompagnai ces
remèdes d'un minoratif pour faire couler
le ventre et opérer une douce révulsion de
la matière catarrhale ; cependant l'appétit
n'était pas prononcé; l'expectoration, quoique
plus aisée, n'était pas moins abondante : je
me déterminai alors à mettre Madame C. à
l'usage de la décoction de quinquina. Les
forces augmentèrent tous les jours, et à l'aide
des vésicatoires ambulans , l'expectoration
diminua , la malade reprit de l'embonpoint ;
elle ne fut plus incommodée par les digestions;
toutes les excrétions enfin devinrent aisées,
et après quinze jours de l'usage de cette décoction, Madame acquit une santé à laquelle elle
ne se serait jamais attendue.

90. Cet exemple me fit sentir combien il
était essentiel d'employer après les évacuations, la décoction d'une écorce qui relève
les forces du malade, qui soutient le ton
des organes et les met dans le cas de se
débarrasser des matières qui, par leur séjour,
ne peuvent que déterminer une dégénération
vicieuse des autres humeurs. D'après plusieurs autres exemples semblables, il nous
est permis de penser que, si les épidémies

de phthisie aiguë, observées par Sims, Le-pecq-de-la-Cloture, Huxham, Hippocrate, et dont le caractère paraît avoir été catarrhal, avaient été traitées d'après cette méthode; sans doute que le quinquina administré après les remèdes évacuans, aurait arrêté la septicité humorale et sauvé un grand nombre de victimes.

91. Le quinquina est-il un spécifique dans cette maladie ? Non, sans doute ; et il pourrait être fort bien remplacé par plusieurs autres remèdes, mais aucun d'eux ne réunirait autant de vertus que l'écorce du Pérou. Il sera donc essentiel d'employer le quinquina dans les affections catarrhales chroniques (avec les conditions que nous avons prescrites en traitant de son usage).

92. La fièvre catarrhale grave a des caractères particuliers qui la font reconnaître dès son invasion. D'abord, la faiblesse et la lassitude s'emparent de tout le corps ; l'ame est dans un état d'inquiétude et d'abandon ; le poûls est ordinairement débile, petit et fréquent, quelquefois un peu dur ; la tête, le dos, les lombes, tout est endolori : les malades éprouvent un dégoût manifeste pour toute sorte d'alimens ; le sommeil les abandonne, ou

celui qu'ils prennent n'est point réparateur ;
le délire ou le coma survient ; la voix s'affaibli ;
la chaleur, d'abord peu sensible , augmente
avec les progrès de la maladie ; elle éprouve
des rémissions sensibles à l'entrée du jour.
Tous les symptômes augmentent dès que la
nuit arrive , avec d'autres épiphénomènes qui
constituent un redoublement (1); la langue ,
dans le principe blanche et sèche, devient
ensuite rouge et couverte d'une croûte brune
ou noire; les aphtes paraissent ordinairement

---

(1) Eller, pag. 112. On doit s'être aperçu déjà que,
dans toutes les affections catarrhales que j'ai décrites, j'ai
signalé par des preuves authentiques le retour paroxis-
tique de la fièvre catarrhale à l'entrée de la nuit ; j'ai
reconnu que c'était un caractère essentiel de cette fièvre.
Il semble qu'on devrait rapporter cette fièvre à la fièvre
quotidienne ; mais, si l'on fait attention ou au siége de la
maladie, ou à la diathèse congénère , on verra que la fièvre
catarrhale a son siége dans les membranes muqueuses ,
tandis que la fièvre quotidienne a pour cause la diathèse
pituiteuse qui existe dans les vaisseaux lymphatiques.
(*Voyez* §. 56.)

Il est encore à observer que l'heure du paroxisme est
bien différente, parce que l'accès de la fièvre quotidienne
arrive le matin (*Cullen : Nos. méth.*, *genre* 3), tandis
que le paroxisme de la fièvre catarrhale arrive à l'entrée
de la nuit, à heure fixe. (*Cullen , loc. cit.*).

du 4.me au 7.me jour; l'inflammation du gosier, assez ordinaire, rend la respiration et la déglutition difficile; la peau est sèche les premiers jours; l'urine diffère peu de l'urine naturelle; bientôt cette excrétion devient ou crue ou trouble, d'autres fois noirâtre sans sédiment; d'autres fois avec un suspensum. Le malade est tourmenté par la soif, souvent il se refuse à toute espèce de boisson; plusieurs ont la diarrhée dans le principe sans en être soulagés; d'autres sont tourmentés par des rapports putrides et par les efforts de vomissement, et, si le vomissement arrive, la cardialgie tourmente les malades.

93. Si la matière catarrhale porte ses effets du côté de la poitrine, alors il se développe une série d'épiphénomènes qui compliquent d'autant la maladie. Là se forment des congestions muqueuses qui rendent la respiration extrêmement pénible, de même que la toux et l'expectoration; l'irritation de la trachée-artère, le point pleurétique accompagnent cet état. Le foie est aussi quelquefois attaqué; ce que l'on reconnaît par une douleur fixe sur l'hypocondre droit et par la couleur jaune qui se développe sur cette partie. Si

la diarrhée survient, elle affaiblit le malade; et ces évacuations, au lieu d'être avantageuses, deviennent souvent funestes.

94. A mesure que la maladie fait des progrès, les traits de la figure s'altèrent, les yeux sont fixes ou errans, l'organe de l'ouïe ne fait plus ses fonctions, le goût et l'odorat sont entièrement perdus; mais un des événemens le plus facheux, c'est une éruption exanthématique qui, suivant la nature de l'épidémie, diffère par la couleur, la grandeur, la figure. Les medécins les plus célèbres ont écrit sur les fièvres malignes avec éruption à la peau. Hippocrate (1), Galien (2), Celse (3), Trallianus (4), Actuarius (5) l'ont désignée sous le nom générique d'*exanthèmes*; tandis que Fracastor (6), Eller (7), Sennert et autres ont fait une classification des exan-

(1) 2.ᵉ épidémie, § 3. *De locis in homine ; cap. XII*; *id. epid*... §. 1. *Morb. silen.*, *pag.* 674. *Aph.* 9, §. VI.
(2) *Meth. med.* ; *lib. V, cap. XII, circa finem.*
(3) *Lib. V, cap. XXVIII,* §. 15.
(4) *Trallianus, lib. V, etc.*
(5) *Meth. med.* ; *lib. I, cap. XXIII.*
(6) *De morbis contagiosis; lib. II, cap. VI.*
(7) *De cognosc. et curand. mord. observat.*; §. 6, *pag.* 119.

thèmes suivant leur nature, leur couleur, leur figure et leur grandeur, etc. etc. (1). Mais Stahl et Hoffman, ainsi que tous les médecins allemands, se sont convaincus que l'éruption ne paraissait pas toujours, quoique la fièvre ne pût être rapportée à d'autre genre qu'à celui qui produit les pétéchies ou le pourpre ; que cette même fièvre n'en était pas moins maligne pour cela. Alors, pour ne pas s'écarter de la dénomination déjà

---

(1) Lorsque l'éruption arrive et que, semblable à du millet, elle s'élève sur la peau ; qu'au premier ou second jour, il se forme de petites vésicules jaunes et qui se dessèchent sous la forme d'écailles, on appelle cette sorte d'éruption *pourpre rouge.*

Le pourpre blanc diffère peu du pourpre rouge ; dans le premier, les vésicules sont jaunes ; dans celui-ci, elles sont blanches. Les fièvres qui développent ces éruptions ont pris le nom de *fièvres militaire, fièvre pourprées.*

Si les vésicules sont d'abord transparentes, plus petites et en plus grand nombre, elles prennent le nom de *pourpre vésiculaire.* (C'est l'espèce qui annonce le plus haut degré de malignité.)

Les pétéchies ne soulèvent point la peau, mais elles paraissent sous la forme de petits points rouges, comme si c'étaient des piqûres de puces ; la couleur est quelquefois rose, ou rouge, ou violette ; il arrive aussi quelquefois qu'elles sont totalement noires.

reçue; ils lui ont donné le nom de *fièvre pétéchizante*, autrement dit *fièvre catarrhale maligne sans éruption à la peau.*

95. La fièvre catarrhale maligne est ordinairement contagieuse. Eh ! comment ne le serait-elle pas, lorsque les corps qui en sont atteints sont dans un état imminent de putréfaction ? Celle-ci est générale, et il n'y a ni organe ni systèmes qui n'en soient frappés. Toutes les excrétions étant septiques, elles doivent infecter l'air qui environne le malade, et altérer les fluides ou les solides de ceux qui le respirent. La contagion s'introduira dans les corps d'autant plus promptement, qu'elle sera aidée plus ou moins par les circonstances accessoires, telles que l'habitation d'un lieu bas et marécageux, le voisinage des mares ou palus dans le fond desquels pourrissent des insectes, l'habitation d'un lieu dans lequel l'air sera entièrement corrompu par l'entassement des malades. L'action de la contagion sera augmentée par l'usage des viandes putrides ou mal saines, l'usage du poisson des marais, dont la chair est molle; la boisson d'eau corrompue ou stagnante; les intempéries froides et humides, ou chaudes et humides.

96. Telles sont les causes les plus favo-
rables à développer la contagion ; telles sont
les circonstances les plus communes dans les
hôpitaux , les camps et les armées.

97. Les connaissances chimiques ne sont
pas encore assez avancées pour déterminer
les proportions entre eux des gaz qui occasionnent les maladies contagieuses ; mais on
a démontré d'une manière assez précise ,
la nature des substances gazeuses qui occasionnent la contagion (1).

98. Les fièvres catarrhales malignes sont
d'autant plus d'une nature contagieuse, que
M. Fouquet (2) n'a pas balancé à placer le
siége de la contagion dans le mucus ou la
partie lymphatique de nos humeurs. La plupart des observateurs (dit-il) s'accordent
à assigner le mucus ou la partie lymphatique de nos humeurs pour être le foyer
primitif de toute espèce de contagion dans
l'animal, ou le sujet immédiat sur lequel
s'exerce d'abord le venin contagieux en s'intro-

____

(1) Voyez Guyton de Morveau, *l'art. de désinfecter
l'air*, pag. 36, etc.

(2) 25.ᵉ note de M. Fouquet, *Traduct. de deux mém.
de Lind sur les fièvres et la contagion*, pag. 169.

duisant dans nos corps ; il est remarquable que M. Sarcone ait également noté des ecchymoses et des signes de tendance à la gangrène dans la cavité de l'estomac, vers le pylore, comme aussi des taches, pour ainsi dire, pétéchiales à la surface des intestins (1). Ce médecin a encore parlé de matières épanchées dans la cavité de la poitrine, lesquelles étaient, pour la plus grande partie, lymphatiques et le produit d'une espèce de métastase sur le poumon. La matière de ces épanchemens présentait en outre divers degrés d'altération relatifs au temps de la maladie, et qui semblaient les distinguer comme en autant d'espèces.

99. Lind a proposé plusieurs moyens pour désinfecter l'air et s'opposer aux progrès de la contagion. Nous ne nous arrêterons pas à faire la critique de ceux qui sont bons ou mauvais, nous nous contenterons seulement d'exposer les meilleus moyens à mettre en usage, qui se réduisent aux acides minéraux en vapeurs, et sur-tout à l'acide muriatique oxigéné (2). Il serait fatiguant, je pense,

_____

(1) *Istoria ragg. del mal. oss. in Nap.*, p. 638.

(2) Guyton Morv., *loc. cit.* Solimani, *Discours à l'Institut de Nismes.*

de présenter l'histoire de ces découvertes ;
il suffit que nous puissions mettre en usage
les procédés constatés par une expérience
heureuse. Ainsi, lorsqu'on voudra se préserver
de la contagion, on se fera une atmosphère
d'acide muriatique oxigéné , en versant de
l'acide sulfurique sur un mélange de muriate
de soude et de manganèse, ou bien en
faisant évaporer un mélange d'acide nitrique
concentré et d'acide muriatique (1).

100. Il est une autre question agitée par
les médecins pour savoir comment la dyssenterie épidémique se présente toujours sous
la forme de dyssenterie, et la fièvre catarrhale
pétéchiale ou pétéchizante n'affecte pas d'autres formes. En se rappelant ce qui a été
dit au sujet de la sensibilité des membranes,
on trouvera aisément la solution de la question. Nous avons dit que chaque organe avait
son mode de sensibilité ; que ce qui irritait
un organe était indifférent pour un autre (2);
par conséquent la matière âcre qui coule
du tube intestinal, n'aura aucune influence

---

(1) *Annales de la société de méd. de Montpellier*,
N.º 8 , an XI.

(2) Haller , *Physiol.*, art. *sens.* et *irrit.*

sur le poumon ou du moins elle sera bien faible, de même que les miasmes délétères de l'organe pulmonaire ne pourront pas déterminer le flux dyssentérique; si les miasmes qui s'exhalent des pétéchies ou du pourpre entrent dans le torrent de la circulation animale, on se persuadera sans peine que l'organe cutané sera susceptible d'éruption, lorsqu'elle aura pour cause un pareil stimulus.

101. Mais, soit que la nature des miasmes ne nous soit pas bien connue, soit que nous ignorions les différentes combinaisons des gaz malins, ainsi que leurs proportions relatives, le plus essentiel pour nous est de pouvoir les détruire et sur-tout les reconnaître dans le principe, lorsqu'ils ont porté le germe de développement dans un individu.

102. D'abord le système nerveux et le cerveau sont attaqués; il paraît une débilité manifeste du sentiment et du mouvement.

Un pouls petit, déprimé et fréquent, un abandon de l'ame et des anxiétés par tout le corps, tels sont les premiers caractères de la maladie contagieuse ; et si la mort n'enlève pas les malades dans les premiers jours, ils ne tardent pas à éprouver la perte totale du sommeil, le délire, les soubresauts

des tendons, et tous les symptômes concomitans qui annoncent une affection grave
du cerveau (1).

103. Le pronostic de cette maladie devient
plus fâcheux, si les membranes et les nerfs
de l'estomac ainsi que des intestins, sont
irrités par des vomissemens de matières
purulentes, ou par des diarrhées septiques,
sans soulagement pour les malades; si les
exanthèmes sont livides ou noirs, s'ils dis-
paraissent un instant pour reparaître sous
d'autres formes, tels que les aphtes dans
la gorge, sur la langue ou au palais; enfin
la mort est inévitable, si à cet état se joignent
d'autres signes fâcheux, tels que la face
hippocratique, les sueurs froides, le météorisme du bas-ventre, etc. etc. etc. (2).

------

(1) Forestus et Pringle ont ouvert des cadavres qui
avaient le cerveau enflammé et comme purulent.

(2) . . . . *Quæ vero ab ea plurimum recedit
gravissimum periculum portendit, qualis fuerit, nasus
acutus, oculi concavi, collapsa tempora, aures frigidæ et
contractæ . . . . cutis circa frontem dura, intenta et
resicata, et totius faciei color ex viridi pallescens, aut
etiam niger, aut lividus, aut plumbeus.* Hipp., prœnot. 2.
(*Magni Hippocratis Coi opuscula aphoristica, etc.*;
Basileæ, 1748; ed. Zuingero.)

104. Lorsqu'un médecin sage et éclairé est appelé pour traiter une fièvre catarrhale grave, il ne doit pas oublier la nature de l'épidémie régnante, pour savoir si les symtômes que présente le malade confié à ses soins, dépendent de la contagion. Il doit porter ensuite un examen soigné sur l'âge, le tempérament, la manière de vivre du sujet, sur la constitution du temps ; il doit connaître la marche de l'épidémie, pour apprécier les phénomènes qui paraissent au commencement, au milieu de la maladie, ainsi que ceux qui se présentent pendant les crises heureuses ou malheureuses, parce que la moindre erreur dans le traitement serait funeste au malade.

105. La saignée est rarement nécessaire dans cette maladie ; cependant, si le malade est robuste, d'un tempérament pléthorique, s'il a éprouvé quelque suppression sanguine, que la poitrine paraisse affectée, que le pouls soit fort et plein, on pourra dégager le système vasculaire, par l'ouverture de la veine.

106. Les indications des émétiques sont urgentes, lorsque les malades sont tourmentés par des envies de vomir, ou qu'ils vomissent

des matières bilieuses ou putrides ; le tartrite acidule de potasse antimonié, l'ipécacuanha seul ou combiné avec l'oximel scillitique,
le vin antimonié (si la faiblesse est considérable), sont des remèdes d'un grand secours ;
ils remplissent la double indication dont nous
avons parlé plusieurs fois, ils évacuent l'estomac et la peau. Il est avantageux quelquefois de répéter l'emploi de ces moyens,
si les forces du malade ne s'y opposent point.
On a vu que les vomitifs suffisaient quelquefois pour arrêter la marche rapide des symptômes les plus alarmans (1).

107. Si la matière de l'excrétion catarrhale
s'est portée sur les intestins, et a décomposé les sucs intestinaux, ce que l'on reconnaît
par les vents fétides, la tension spasmodique
des intestins, des douleurs de coliques, la
diarrhée, avec des matières séreuses, etc.,
il faut alors employer les purgatifs, tels que
la manne, les tamarins, la crême de tartre,
la rhubarbe. Les drastiques, comme le jalap
et sa résine, la scamonée, la coloquinte, l'aloès,
etc., doivent être éloignés d'un pareil traitement. Si les spasmes continuent, on pourra

―――――――――――――――――――――

(1) Eller, *de cog. et cur. morb.*, pag. 121.

employer les lavemens, sur-tout ceux composés suivant la méthode de Koempf.

108. Les médecins de tous les siècles sont
d'accord qu'il faut être très-réservé sur les évacuans, de quelque nature qu'ils soient, lorsqu'il y a un état de faiblesse, parce qu'on ne
manquerait pas de l'augmenter, si on insistait
sur ces moyens.

109. On a cru pendant bien long-temps que
le miasme contagieux était homogène, qu'il
s'introduisait dans le corps, et, semblable
à un animal féroce, portait le trouble et le
ravage dans l'économie animale. D'après ce
principe on avait cherché des remèdes à lui
opposer, et on avait cru que ceux tirés des
alexipharmaques étaient les plus convenables;
de là étaient sorties les différentes préparations de la thériaque, du mithridate, les
alkermès, les confections, etc. etc. Mais
ces remèdes avaient pour base des échauffans
et des stupéfians ; ils s'opposaient, par conséquent, au développement des forces de
la nature, et augmentaient par ce moyen
les progrès de la septicité générale.

110. Sydenham, cet infatigable observateur,
a été le premier à publier que ce traitement
contrariait le but que se proposait le médecin ;

qu'il était impossible que la nature pût opérer la moindre crise, lorsque les remèdes hâtaient la putréfaction ; il a employé une méthode beaucoup plus douce et plus modérée, ce qui lui a valu des succès. Les médecins modernes, à son exemple, ont abandonné ces alexipharmaques, et l'expérience a démontré, qu'en s'opposant à la putréfaction on soutenait la nature dans ses efforts, et qu'elle était dans le cas d'opérer toutes les crises avantageuses pour la solution de la maladie.

111. Nous avons dit que les évacuans convenaient dans le principe de la fièvre catarrhale grave ; mais nous avons observé aussi qu'il était un terme auquel il fallait s'arrêter. Si la fièvre va toujours en augmentant jusqu'au septième jour, les forces s'affaiblissent, le pouls est plus débile, la somnolence, le délire, les exanthèmes, les soubresauts des tendons, tout nous annonce une décomposition morbifique générale ; les solides comme les fluides en sont affectés, et les seules indications qui sont à remplir consistent à modérer la septicité, soutenir les forces, et porter vers la peau les humeurs dégénérées qui refluent vers le centre. Un des meilleurs médicamens est, sans contredit, le camphre ;

soit

soit qu'on le donne seul, soit qu'on le prescrive avec d'autres médicamens accessoires.

112. Le camphre est un excellent sudorifique ; sa propriété de se volatiliser avec la plus grande facilité, doit nous faire reconnaître en lui cette vertu ; il atténue même l'âcreté de la lymphe, et la porte vers la peau (1). Il est encore anti-putride. M. Collin, d'après les succès qu'il en a obtenus en l'administrant à très-haute dose (de 1 jusqu'à 4 et 5 onces), le regarde comme le meilleur moyen pour arrêter la putridité ; mais cette vertu anti-septique est bien plus renforcée par son union avec le quinquina. D'après Baldinger, il n'est pas d'anti-septique en médecine, au-dessus de ce mélange. Eller (2), Huxham (3), Pringle (4), Hoffmann, etc., ont obtenu les plus heureux résultats du mélange du camphre et du quinquina. Peut-on supposer qu'ils nous eussent indiqué cette écorce, si l'expérience ne leur eût enseigné que c'était à elle que l'on devait la guérison

(1) Desbois de Rochefort ; *Mat. méd.*, tom. II, pag. 92.

(2) *De cognos. et cur. morb.*, pag. 125.

(3) *De aere, etc.* 147.

(4) *Obs. sur les mal. des arm.*; tom., II, chap. 6, §. 4.

des fièvres catarrhales malignes contre lesquelles le camphre eût été impuissant? De
l'aveu de tous les médecins, il n'est pas de
remède qui s'oppose à la putréfaction comme
le quinquina; ne voyons-nous pas évidemment son action dans les gangrènes? S'il est
des fièvres qui demandent l'emploi du quinquina, n'est-ce pas les fièvres éruptives? Et
y a-t-il des fièvres qui appartiennent plus aux
éruptives que les catarrhales graves, puisque
Stahl et Hoffmann leur ont donné le nom
de pétéchizantes? (Voy. §. 94.)

113. Si le camphre, en pareil cas, est
avantageux, le quinquina ne l'est pas moins:
il y a des médecins qui l'ont employé seul
dans les fièvres catarrhales graves, et leur
attente n'a pas été trompée (1). Dans les descriptions des différentes sortes d'affections
catarrhales graves, nous avons vu que, sans

----

(1). . . . . Le quinquina est encore très-utile, donné à
haute dose, dans les fièvres catarrhales de mauvais caractère. C'est une espèce de fièvre dans laquelle il y a une
faiblesse musculaire très-considérable; le pouls est très-
faible et très-fréquent, etc., etc. Dès le 3.e ou 4.e jour,
il y a colliquation, taches pétéchiales, hémorragies; alors
il faut le quinquina, le camphre, le vin. D. de Roche :
M. méd., tom. II, pag. 179.

le quinquina, tous les soins du médecin auraient été infructueux, et que c'est à cette
écorce seule qu'ils ont dû leurs succès. D'ailleurs, peut-on refuser d'employer un moyen
aussi puissamment anti-septique, au moment
où le malade est frappé d'une décomposition
putride générale? Quelle que soit l'espèce de
maladie qui a conduit à cet extrême, le médecin devenant le contemplateur de la mort
qui s'avance à grand pas, essaie de faibles
efforts pour retarder le moment fatal; il
hasarde quelques cordiaux pour ranimer ce
reste de vie; et, si le malade respire encore, il
ne compte que sur l'espoir d'arrêter la décomposition septique. Est-il un moyen plus
sûr pour cela que le quinquina ? Et n'est-ce
pas un remède qui fait la base des meilleurs
anti-putrides ? Si la nature répond aux efforts
du médecin, les *terrentia mortis* diminuent
de leur intensité; l'orage se dissipe peu à
peu. Alors l'étiologie de la maladie apprend
ce qui reste à faire, fixe le pronostic,
détermine le traitement, et fait espérer des
résultats heureux.

114. Le quinquina est donc éminemment
indiqué dans les fièvres catarrhales graves,
non comme fébrifuge, mais comme tonique

et anti-putride; ce ne sera point en substance, ni à pleines mains, comme dans les fièvres rémittentes pernicieuses, mais en décoction, seul ou combiné avec d'autres remèdes convenables aux circonstances qui se présentent. Tel est le sentiment de Stahl, Hoffmann, Eller, Pringle, Huxham, Desbois de Rochefort, etc., etc., sur le quinquina.

115. Le quinquina n'a pas une vertu spécifique dans la fièvre catarrhale grave; il ne fait qu'enrayer les progrès de la maladie, en s'opposant à la destruction des fluides et des solides; par conséquent on doit déjà prévoir que, si l'on insistait long-temps sur son usage, on ne manquerait pas de faire tomber le malade dans une fièvre lente nerveuse, dont nous avons parlé (§. 87).

116. Pour parvenir à une fin heureuse de la fièvre catarrhale grave, il faut faire la médecine symptomatique, attaquer chaque phénomène morbifique par des remèdes dont l'expérience a constaté l'efficacité; et la méthode de traitement doit être d'autant plus variée, qu'il se présente d'accidens à combattre.

117. Nous avons vu que l'union du quinquina et du camphre réussissait à remplir

plusieurs indications de la plus haute importance ; qu'elle arrêtait la putridité, appaisait
les spasmes, et portait les mouvemens vers
la peau. . . . . Les vins généreux de Malaga,
d'Alicante, des côtes du Rhône, aident éffi-
cacement l'action de ces premiers remèdes
par leurs vertus tonique et balsamique ; ils
poussent vers les urines, et ils ne sont pas
indifférens pour exciter une douce diaphorèse :
plusieurs médecins ont pensé que le vin
donné par cuillerées, ou noyé dans de l'eau
sous forme de tisane, était suffisant pour
procurer la solution des fièvres catarrhales,
lorsqu'elles n'étaient pas portées à un haut
degré de septicité (1).

(1) Il serait inutile d'accumuler ici des preuves en
faveur de ce cordial anti-septique. Tous les médecins, et
principalement ceux des hôpitaux, savent quels bons
effets produit le vin dans le déclin des fièvres malignes.
Le vin chargé de quinquina est encore un remède très-
communément employé pour rélever les forces et dissiper
les restes de putridité vers la fin des maladies graves.
Un vin généreux, joint à l'usage du musc et de quelques
gouttes de teinture de myrrhe, produisait les meilleurs
effets contre l'abattement des forces dans l'épidémie de
Naples (Sarconne). Personne n'ignore quel parti l'on a
tiré de l'usage du vin dans la dernière peste de Mar-

118. Le médecin doit porter un œil attentif sur tout ce qui peut être nuisible ou salutaire à son malade ; par conséquent il doit examiner l'air qu'il respire, la nature des alimens et des boissons, et l'action des remèdes.

119. Il sera donc essentiel, quelle que soit la saison, de renouveler l'air de la chambre qu'habite le malade, d'établir des courans d'air par le moyen de feux sous la cheminée, et de chercher à décomposer les gaz hétérogènes par le moyen des fumigations. (Voy. Guit. Mory. et les §. 97 et 99.)

120. La nourriture, soit qu'on la donne sous forme de bouillon ou autrement, sera toujours acidulée avec le suc de citron ou de limon.

121. Les boissons seront encore acidulées avec les acides minéraux ou végétaux, ou bien ce seront des boissons vineuses, composées d'un quart ou d'un tiers de vin sur deux tiers ou trois quarts d'eau.

---

seille. Asclépiade, si je ne me trompe, a dit peu religieusement, mais très-médecinalement, que le vin, par ses vertus dans les maladies, égalait le pouvoir des dieux. 24.ᵉ *note de M. Fouquet : Traduction de Lind.*

122. Malgré les moyens héroïques que nous avons proposés comme les premiers à employer, l'expérience a constaté l'efficacité d'autres remèdes comme pouvant remplir des vues plus ou moins directes ; ainsi lorsque les urines sont lentes à couler, qu'il est nécessaire de stimuler un peu le principe de la vie, l'acétite d'ammoniaque, connu sous le nom d'*esprit acide de Mindererus*, recevra une heureuse application. Boerhaave et, en dernier lieu, le docteur Pringle ont vanté l'usage de ce sel ; et, si l'on y joint le camphre, on peut déterminer des dispositions à la diaphorèse. Pour remplir ce dernier but, on peut donner une mixture simplement camphrée deux ou trois fois le jour. *R.* du succin blanc demi-scrupule, nitrate de potasse purifié 6 grains, camphre 4 grains.

123. Lorsque les forces sont abattues, que le pouls est petit, faible, on peut faire usage de la racine de contra-yerva (1), de celle de serpentaire de Virginie, du camphre et

______

(1) Le docteur Fordyce pense que la racine de contra-yerva n'a absolument aucune vertu. Les suffrages cependant de Sydenham, d'Huxham, etc., sont d'un grand poids.

du nitraté de potasse purifié. Le mélange du camphre avec le sucre, et le nitrate de potasse dans l'eau de cinnamome vineuse édulcorée avec le sirop de limon, conviennent lorsque la langue est noire, que les pétéchies ont fait irruption vers la poitrine et l'abdomen, que le pouls est petit et déprimé, que le délire frénétique est de la partie, et sur-tout lorsqu'on a pratiqué des saignées au commencement de la maladie.

124. Si, dans le principe de la maladie, il a paru quelque toux avec crachats, et que l'expectoration ne se fasse pas avec aisance, on pourra l'aider par quelques doses *fractées* d'oxide d'antimoine sulfuré rouge, mêlé avec un peu de sucre, ou bien une décoction de feuilles de bourrache, de pied-de-chat, de tussilage, édulcorée avec le sirop d'ipécacuanha. C'est un excellent vomitif et expectorant.

125. Lorsque le ventre est tendu, météorisé, qu'il y a des douleurs aiguës, des borborigmes, une diarrhée ou une dyssenterie dont les excrétions sont écumeuses et fétides, l'éther sulfurique, la liqueur minérale anodine d'Hoffmann décomposent les gaz renfermés dans les viscères abdominaux, soutiennent

les forces, et modèrent les spasmes du bas-ventre. Si les forces le permettent, lorsque la dyssenterie se déclare, on peut employer un cathartique doux dont la rhubarbe et la crême de tartre font la base; ensuite l'écorce de cascarille, le safran de mars antimonié, les pilules de cynoglosse modèrent la dyssenterie et relèvent les forces du malade; mais s'il rend ses excrémens sans le sentir, s'ils ont une odeur fétide et cadavéreuse, on a lieu d'apréhender une gangrène intestinale; et si le quinquina et le camphre combinés ne l'arrêtent point, la mort du malade est assurée.

126. Mais, de tous les remèdes accessoires, les épispastiques sont ceux dont l'indication est la mieux constatée. On les emploie comme irritans, dérivatifs et sudorifiques. On appliquera donc des synapismes à la plante des pieds; si la tête est menacée d'un afflux d'humeurs putrides, on opérera des dérivations et des révulsions humorales par les vésicatoires. Si les voies urinaires ne sont pas libres, il faut appréhender que les mouches cantharides ne se portent sur le système urinaire, et n'occasionnent une rétention d'urine; pour lors le camphre doit être le

remède sur l'administration duquel il faut le plus insister.

127. De toutes les propriétés des vésicatoires, je crois que la meilleure indication qu'ils remplissent est d'évacuer cette sérosité âcre qui remplit les cloches après leur application; nous avons vu que c'était la transpiration supprimée qui faisait dégénérer les autres humeurs ; les vésicatoires enlèvent par conséquent une partie de la cause qui a déterminé la septicité, et c'est sous le rapport de sudorifiques que je les ai employés, d'après l'avis des médecins célèbres dont nous avons parlé, en traitant les diverses sortes d'affections catarrhales graves ou bénignes.

128. La fièvre catarrhale grave frappant tous les systèmes d'organes d'un septicité générale, on ne doit pas s'attendre qu'une crise seule termine la maladie. Les sueurs, les mucosités bronchiques, les excrétions alvines, les urines, doivent présenter leurs crises spécifiques.

129. Toute sueur qui survient dans cette maladie n'est point avantageuse. Celle qui paraît dans le principe de la fièvre annonce des symptômes graves; elle affaiblit les forces vitales, de même que celles qui viennent

autour du cou, sur la poitrine, ou celles qui sont froides et grasses (1). Mais, lorsque vers la fin de la maladie, c'est-à-dire, du quinzième au dix-septième jour, le pouls devient souple, régulier et élevé, que les symptômes semblent diminuer de leur intensité, et qu'il survient une sueur générale par tout le corps, laquelle est chaude sans être grasse, et qui soulage extrêmement le malade, on peut compter cette sueur pour une crise qui, si elle n'est pas complète, promet du moins une issue heureuse de la maladie (2).

130. Les urines s'annoncent comme les sueurs, avec un ensemble de caractères qui les font juger une crise bonne ou mauvaise; une urine rougeâtre épaisse, ou blanche

---

(1) *Pessimi autem frigidi quique circa caput tantummodo faciem et cervicem exoriuntur.* Hipp., prænot. 24.

Similiter et qui in toto corpore eodem quo et in capite modo proveniunt. Ib. 25.

(2) *Sudores optimi quidem per omnes morbos acutos, qui diebus judicatoriis contingunt et penitus febre liberant.* Hipp., prænot. 22.

Bonni vero qui toto corpore oriuntur faciuntque ut æger morbum facilius ferre videatur. Ib. 23.

Sudores boni sunt qui guttatim et cum exhalatione fiunt. Ib. 27.

et en petite quantité, est toujours d'un mauvais augure (1); mais, si elle coule en abondance, et qu'elle dépose un sédiment blanc, égal ou comme de la brique pilée, qui tombe au fond du vase sans laisser aucune trace dans le reste de l'urine, que le pouls soit élevé et le ventre souple, on peut être assuré que la crise est bonne. Voyez les sentences que le père de la médecine nous a transmises relativement à cet objet (2).

131. Il en est de même des autres excrétions,

______

(1) *Quamdiù autem fuerit urina rubra et tenuis, morbum adhuc pepasmi expertem significat. Quod si diu talis reddatur periculum est ne vires ægri valere non possint, donec urina mitificata fuerit.* Hipp., prænot. 75.

Inter urinas, funestissimæ sunt graveolentes, aqueæ, nigræ et crassæ. Ib. 77.

Aquosa vero et alba difficilem judicationem facit. Coac. 576.

(2) *Urina optima est ubi et alba hypostasis, et levis, et æqualis per omne tempus, quoad morbus judicatus fuerit, talis enim ad se securitatem et brevitatem morbi præclarè apparet.* Prænot. 70.

Urina in febre quæ albam et levem habet hypostasim atque constantem et citam, illius dimissionem ostendit. Coac. 575.

Quibus urina cito hypostasim habet celeriter, isti judicantur. Coac. 598.

soit muqueuses (1), soit alvines (2) ; elles s'annoncent toutes avec un appareil de signes propres à faire connaître si elles sont bonnes ou mauvaises.

---

(1) *Expectoratum vero in omnibus morbis qui in pulmones et latera incidunt citò et expeditè expectorari debet, sputumque flavum valde permixtum apparere.* Prog. 86.

Etenim si multo post morbi principium expectoretur, aut flavum quid, aut rufum, aut quod multam tussim afferat, nec exquisitè permixtum sit, deterius est. Ibid. 87.

Flavum quippe si sincerum fuerit periculum subesse testatur. 89.

Album autem et viscidum et rotundum inutile. 89.

Malum quoque valde viride, aut pallidum, aut spumans. 90.

At si adeo sincerum fuerit ut etiam nigrum appareat, id illis deterius est. 91.

Malum quoque ubi nil expurgetur et fervet in gutture. 92.

(2) *Quod si liquida fuerit consentaneum est neque ipsam stridere, neque paucam et crebro excerni, frequens enim desidendi labor ægrum fatigat eique vigilias adfert.* Prænot. 79.

Quod si affatim et sæpe dejicit periculum est ne in animi deliquium incidat. Ibid. 59.

Liquida frequensque dejectio, sive multa, sive pauca, malum : hæc enim vigilias, illa etiam virium exsolutionem parit. Coac. 609.

132. Si la fièvre catarrhale grave a développé quelque éruption, on connaîtra encore,
par des signes particuliers, lorsqu'elle sera
avantageuse ou nuisible.

133. Nous avons indiqué quatre sortes
d'éruptions, et nous avons fait remarquer
que la vésiculaire était bien mauvaise; mais
que, de quelque espèce qu'elle fût, la couleur
noire était la plus funeste, et presque toujours mortelle, lorsqu'elle venait à rentrer.
Par une raison inverse, l'éruption sera avantageuse, si la couleur approche du rose clair,
ou de la couleur de la peau, avec la diminution des symptômes qui pourraient donner
quelque inquiétude.

134. Quoiqu'il se soit déclaré des crises
partielles, on ne doit pas discontinuer le
traitement : on peut en retrancher l'admis-
sion des remèdes qui ont rempli des indi-

---

*Valde aquosa, aut alva, aut pallida, aut prærubra,
aut spumans, calamitosa.* Ibid. 62.

*Mala etiam quæ exigua, glutinosa, subflava et
æqualis existit.* Ibid. 65.

*Alvi dejectio optima si mollis est et consistat, eoque
tempore quo per sanitatem dejici solet : copia vero
ciborum ingestorum rationi responderit. Talis enim
exitus inferiorem alvum bene valere declarat.* Prænot. 57.

cations accessoires; si l'on voit, par exemple, le sédiment des urines tel que nous l'avons décrit, et avec les caractères annonçant une crise, il serait inutile d'employer le nitre, l'esprit de Mindererus, le tartre par défaillance, etc., etc.; il en serait de même pour les sueurs et les selles, etc., etc. La diminution des symptômes sera en conséquence la seule règle à suivre pour la diminution des remèdes.

135. Comme il paraît que le principe de la maladie n'est dû qu'à une répercution de la transpiration, il faut porter une attention scrupuleuse sur la température de l'atmosphère, parce que la moindre erreur dans cette partie de l'hygiène pourrait procurer une rechute. La peau encore faible ne peut qu'excréter avec peine la transpiration insensible, puisqu'elle se change quelquefois en eau, va infiltrer le tissu cellulaire des extrémités inférieures, ce qui constitue l'œdème, maladie très-commune pendant la convalescence de ceux qui viennent d'essuyer une fièvre catarrhale grave . . . . . Vouloir traiter ces métastases serait sortir de mon sujet.

SECONDE PARTIE.

136. La respiration la plus complète est celle qui s'exécute par deux mouvemens d'inspiration et d'expiration; c'est ainsi qu'elle s'opère dans les animaux. C'est une de celles qui apporte le plus de changement et de modifications dans l'économie animale.

137. L'air qui entre dans les poumons est altéré ; le gaz oxigène, soit seul, soit mêlé avec d'autres gaz, est absorbé : il se forme, dans l'acte de la respiration, de l'acide carbonique et de l'eau, indépendamment de celle qui sort immédiatement et toute formée, du sang, par la transpiration pulmonaire (1).

138. De ces premiers effets déterminés exactement par l'expérience, on doit conclure que le gaz oxigène est le principe de l'air utile à la respiration ; qu'il y sert à une combustion ; qu'il y brûle de l'hydrogène carbonné, séparé du sang veineux; qu'il s'y forme aussi du gaz acide carbonique et de l'eau : mais ses proportions, soit dans

____

(1) *Syst. des conn. chim.*, par Fourcroy ; Tom. VII, pag. 586.

les

les principes constituans du sang, soit dans ceux qui composent l'atmosphère, ne sont pas toujours égales, et c'est de toutes ces différences que proviennent les diathèses humorales.

139. L'air atmosphérique est un composé de 72 parties de gaz azote sur 28 parties de gaz oxigène (1), mêlé dans une quantité plus ou moins grande de calorique. Si ce dernier est très-abondant, comme dans les fortes chaleurs de l'été, l'oxigène se trouvant extraordinairement dilaté, ne pourra pas s'introduire dans les poumons en quantité suffisante pour absorber l'hydrogène et le carbone excédans du sang veineux; les vaisseaux artériels seront forcés de recevoir un fluide qui tiendra des qualités chimiques de celui des veines; il ne sera ni rouge ni vermeil: à son retour vers l'organe pulmonaire, le sang veineux sera encore plus chargé d'hydrogène et de carbone, et cette augmentation ira toujours croissant. Le système sanguin se trouvant surchargé d'hydrogène et de carbone, la veine-porte s'engorge,

____

(1) Je ne parle pas ici des gaz accidentels qui peuvent s'y joindre.

les urines en évacuent tant qu'elles peuvent; mais le calorique s'y oppose en évaporant l'humidité du corps ; on voit les urines chargées, consistantes, d'une odeur forte ; enfin la peau sert d'émonctoire aux principes excédans qui n'ont pu être décomposés par la respiration, et au lieu d'une excrétion gazeuse, sans goût et sans odeur, on trouve dans les matières de la transpiration du gaz hydrogène sulfuré (1), de l'acide carbonique (Milly), de l'hydrogène carboné et même phosphoré (Grawfort). Ces hydrogènes différemment combinés sont les élémens de la bile (2) ; ils doivent imprimer au corps humain une tendance humorale vers ce récrément, puisque ses principes surabondent. On sent bien, d'après cette explication, que la moindre suppression de quelque excrétion que ce soit ne doit produire que des maladies bilieuses.

140. Lorsque l'humidité se joint à une température chaude, la formation de l'eau doit être plus difficile, et l'hydrogène doit abonder dans l'économie vivante. Nous savons

____

(1) *Syst. des conn. chim.* : Fourcroy, tom. VII, p. 368.
(2) *Fond. de la science méth. des mal.*, tom. I, p. 126.

que l'azote est un des principes constituans
de l'animal, que celui-ci se renouvelle sans
cesse ; la chaleur et l'humidité doivent hâter
cette décomposition vitale et chimique, l'oxigène étant moins abondant à cause de sa
raréfaction occasionnée par le calorique,
l'azote se trouve plus libre ; son affinité doit
changer et elle doit devenir plus forte pour
l'hydrogène, puisque les affinités sont d'autant
plus puissantes que les corps entre lesquels
elles s'exercent sont plus libres (1). De la
combinaison de l'hydrogène et de l'azote,
résultent les miasmes animaux et alcalins (2);
miasmes qui font tendre les corps vivans
à la putridité; aussi dans ces cas voyons-
nous paraître tous les symptômes qui annoncent une maladie putride, tels qu'une haleine
puante, des excrétions d'une odeur insoutenable, une faiblesse radicale de tout le
corps; etc., etc., signes précurseurs d'une
destruction complète.

141. Lorsque la température atmosphérique est froide et sèche, l'oxigène est plus

---

(1) Bertholet, *Mém. sur les affinités*; *Ann. de chim.*,
tom. XL.
(2) Ce sont des gaz en des proportions différentes.

dense ; il doit se trouver dans une proportion plus grande relativement à la capacité de l'organe pulmonaire ; il absorbe beaucoup d'hydrogène et de carbone produits par le sang veineux ; le sang artériel est plus rouge, la gélatine et l'albumine du sang sont plus susceptibles d'oxidation, et peuvent passer plus aisément à l'état de fibrine (1) : la nature alors ne peut mettre à profit ces produits régénérateurs. Le système vasculaire est dans un état de pléthore ; il n'évacue que l'excédant de son humidité ; aussi la transpiration est-elle insensible, le mouvement de circulation qui est très-actif porte l'humidité vers les urines et la peau. L'air qui agit sur cet organe est plus susceptible de l'évaporer, parce que la transpiration n'est point chargée de principes hydrogénés, muqueux, acides, etc., etc., comme on les rencontre souvent dans les sueurs. Les hémorragies sont fréquentes et actives, la pléthore est imminente, et si la transpiration vient à se supprimer, le système sanguin ne peut plus contenir son fluide,

____

(1) Fourcroy, *Syst. des connaiss. chim.*, tom. IX, pag. 250.

et les symptômes de la pléthore inflammatoire se déclarent.

142. L'humidité jointe au froid empêchera
nécessairement l'excrétion des matières aqueuses pulmonaires, ainsi que celles de l'organe
cutané ; le sang, au lieu de devenir épais et
consistant, sera inondé d'une humeur insi-
pide que les anciens ont désignée sous le
nom de *pituite*. Ici la chaleur ne peut évaporer l'excédant d'humidité du corps qui
réflue vers les vaisseaux lymphatiques ; la
peau est plus lâche, parce qu'elle est humectée ; l'organisation musculaire n'est pas
aussi forte, parce que ces organes sont trop
abreuvés ; de là cet ensemble de phénomènes,
tels que la figure pâle et décolorée, une
habitude du corps lâche, les excrétions pa-
resseuses, et tous les caractères qui constituent ce que les anciens appelaient *diathèse pituiteuse*. L'observation vient à l'appui
de cette théorie, puisque les hydropisies
sont des maladies congénères des maladies
pituiteuses.

143. Je viens d'examiner l'air atmosphérique et ses températures soutenues ; mais
il arrive souvent que ses variations sont si
rapides et si brusques, qu'elles n'ont pas le

temps d'imprimer au corps vivant une disposition bien prononcée vers telle ou telle dégénération humorale, mais seulement de légères tendances. Les affections qui naissent le plus souvent de ces variétés de température sont rapportées aux catarrhes. (Voyez ce que nous avons dit dans les §. 21 et suivans.)

144. Depuis que la chimie s'est appropriée des moyens d'expérience rigoureux pour analiser les gaz, les médecins se sont empressés de constater la nature de ceux qui se dégagent des marais. Les expériences très-souvent répétées ont donné des résultats divers : on a cependant toujours trouvé du gaz acide carbonique, du gaz hydrogène carboné, sulfuré et même phosphoré, du gaz ammoniacal, etc., etc., en des proportions différentes, suivant la nature du lieu qui les engendre, la saison pendant laquelle on les recueille, et la nature des procédés que l'on emploie pour les analiser. D'après ces diverses expériences, on a conclu que les différentes combinaisons des gaz marécageux produisaient des maladies différentes; de sorte qu'en combinant les gaz des marais comme des unités numériques, on par-

viendrait à savoir la maladie qui en serait
le résultat. D'abord nous n'avons pas d'ins-
trumens assez exacts pour juger des proportions dans les principes constituans des
effluves marécageux ; les expériences peuvent donner des résultats différens d'un moment à l'autre, parce que la température
peut varier à chaque instant. D'ailleurs, le
médecin ne doit point s'occuper de détails
aussi minucieux ; il doit voir la chose en
grand, pour en tirer des conséquences
générales. Néanmoins il me paraît qu'en exa-
minant chaque objet d'une manière particulière, on pourrait parvenir à déterminer
le degré d'activité des causes productives
des maladies, lors sur-tout qu'on les com-
parerait aux maladies épidémiques.

145. Nous savons que la vase des marais n'est autre chose que les débris des végétaux, et de quelques insectes qui naissent, vivent et meurent dans les marais. De
tous les principes constituans des végétaux,
le carbone est celui qui abonde le plus ;
l'eau qui séjourne sur ces débris doit nécessairement se décomposer, et ses deux
élémens (l'oxigène et l'hydrogène) doivent
former une double combinaison qui donnera

en résultat le gaz acide carbonique et l'hydrogène carboné. C'est pour empêcher vraisemblablement la décomposition de l'eau
qu'on conseille de l'agiter lorsqu'elle n'est
pas susceptible de déplacement.

146. L'eau paraît fournir l'élément aux
principes délétères, de sorte que son hydrogène se combinera avec le carbone, le
soufre, le phosphore, l'azote, résultats des
décompositions des insectes et des végétaux;
mais l'oxigène s'unira au carbone et fournira
l'acide carbonique (1), principe très-abondant dans la nature, et qui, mêlé avec le

---

(1) M. Fourcroy a fait des expériences très-lumi-
neuses sur le gaz hydrogène des marais. Cet habile chi-
miste a vu que le fond des eaux où pourrissent beaucoup de matières végétales, fournit un gaz peu inflam-
mable, et mêlé de beaucoup de gaz acide carbonique;
que les mares et toutes les eaux stagnantes qui nour-
rissent beaucoup d'insectes, et au fond desquelles leurs
cadavres se décomposent, donnent le gaz le plus in-
flammable, parce qu'il contient une moindre portion de
gaz acide carbonique. M. Fourcroy a recueilli de certaines eaux un gaz qui, au lieu de s'allumer, éteint, au
contraire, la flamme, parce qu'une surabondance d'a-
cide carbonique le rendait incombustible. *Extr. de l'ouvrage de M. Baumes : De l'usage du quinquina dans
les fièvres rémittentes.*

gaz hydrogène carboné, forme l'atmosphère des marais,

Quam super haud ullæ poterant impune volantes
Tendere iter pennis, talis sese halitus atris
Faucibus effundens, ...

dit Virgile, en parlant du lac Averne; *Æneid. lib. VI, v.* 240.

147. Nous ne connaissons point des gaz qui soient capables de procurer des fièvres intermittentes comme le gaz acide carbonique et le gaz hydrogène carboné (1). Le gaz hydrogène sulfuré ne procure point de maladies intermittentes, puisque les fontaines hydro-sulfureuses n'ont point la réputation d'être malfaisantes dans leurs environs. Les gaz ammoniacaux peuvent hâter la dégénération humorale; mais ils ne produiront point les fièvres intermittentes.

148. Nous savons que les vents du midi qui passent sur les marais, nous apportent le germe des fièvres rémittentes et intermittentes; serait-ce par le moyen de l'hydrogène sulfuré, phosphoré, dont la légèreté

____

(1) *Syst. des connaiss. chim.*; par Fourcroy, tom. I, pag. 301.

et la décomposition ne pourraient les faire
arriver jusqu'à des pays un peu éloignés ? Serait-ce par le gaz ammoniacaux ? Ils gagne-
raient la région supérieure de l'air et ne pourraient pas nous être nuisibles. Il n'y a donc
que le gaz acide carbonique et l'hydrogène
carboné qui, par leur pesanteur, puissent
être portés en rasant toujours la terre jusqu'aux pays éloignés des marais. Lorsque
les vents du midi les entraînent, nous sommes
assurés qu'ils vont former notre atmosphère,
et personne ne doute que ce ne soit un germe
de maladies ; et comment concevrions-nous
l'origine des épidémies de fièvres intermittentes et rémittentes dans les pays secs et
élevés qui n'ont nulle communication avec
les marais ?

149. Une autre considération qui porte à
croire que le gaz acide carbonique et le gaz
hydrogène carboné sont les seules causes
des fièvres intermittentes, est tirée de l'observation.

150. Les végétaux inspirent l'acide carbonique (*expériences de Priestley et de Sennebier*),
et ils nous rendent de l'oxigène. Les fièvres
intermittentes sont très-tenaces et très-com-
munes pendant l'automne ; parce qu'alors la

campagne est morte, qu'aucun végétal n'est dans le cas de nous enlever ce venin fébrile ; les gaz introduisent leur action dans nos corps à la faveur d'un principe froid et muqueux, les fièvres alors deviennent très-difficiles à détruire, tandis que dans le printemps elles ne sont que passagères et cèdent à un traitement simple. Pourquoi ne penserions-nous pas que la campagne, dans toute sa vigueur, nous fournit dans chaque plante un poumon capable de nous absorber le carbone combiné avec l'oxigène et l'hydrogène, et qu'elle nous donne en retour l'élément le plus sain et le plus propre à la vie. On a observé que, depuis que les campagnes du bord du Tibre sont cultivées, les fièvres intermittentes et rémittentes sont plus rares et moins dangereuses (1). Ce moyen d'améliorer l'air mal sain des marais n'a pas échappé à la sagacité de M. Baumes, et c'est aussi celui qu'il a proposé avec le plus de confiance pour purifier l'air des marais (2).

151. Les constitutions de l'air bien pro-

---

(1) Lancisi. *De noxiis paludum effluviis*, pag. 54.

(2) Baumes : son *Mémoire sur l'air marécageux*, pag. 28.

noncées et long-temps soutenues, impriment à nos corps des diathèses que les médecins ont marquées sous le nom d'*inflammatoire*, *bilieuse*, *pituiteuse*, *putride*. Lorsque les chaleurs sont constantes, elles dégagent les effluves marécageux, et on voit paraître les fièvres intermittentes et rémittentes dans les lieux bas et entourés de palus ; tandis que, sur les lieux élevés, les fièvres intermittentes n'y paraissent qu'à l'aide de quelque température accidentelle qu'un médecin observateur prévoit bien aisément.

152. En partant de ces faits, on peut considérer l'air des marais comme capable, à lui seul, de former une diathèse intermittente qui, en se combinant avec une autre fièvre continue, deviendra rémittente. Cette manière de considérer les fièvres rendra leur traitement d'autant plus aisé, que nous spécifierons celui qui convient à chacune des fièvres formant la combinaison.

153. Le miasme marécageux a la propriété de développer dans les hommes une série de phénomènes morbifiques, qui constituent la fièvre intermittente ; de même que la contagion varioleuse développe une maladie cutanée, que je n'ai pas besoin de décrire.

154. Le miasme des marais peut donc s'introduire de lui-même dans l'économie vivante comme la petite vérole, sans que ni l'un ni l'autre soient accompagnés ni précédés d'aucune autre espèce de maladie. Alors la fièvre d'accès et la petite vérole seront bénignes : le quinquina guérira l'une infailliblement, la nature guérira l'autre sans remède.

155. Mais presque toujours la contagion de la petite vérole est précédée d'une indisposition fébrile quelconque, soit inflammatoire, soit bilieuse, pituiteuse, putride, etc., etc. Dans ces cas, les symptômes propres à ces espèces de fièvres se développent dans toute leur intensité ; il faut un esprit analitique pour démêler les caractères de chacune de ces fièvres, afin de leur appliquer un traitement convenable, et réduire, s'il est possible, la variole à son état de simplicité. Aussi voyons-nous toujours le traitement de cette maladie exiger, tantôt des saignées, tantôt des émétiques, tantôt des purgatifs, tantôt des alexipharmaques, etc., etc. On trouverait fort inconséquent qu'on prescrivît une seule méthode de traitement pour la petite vérole, attendu qu'il faut la

réunion de toutes les méthodes possibles ;
pour atteindre le but qu'on se propose de
remplir.

156. Qu'on jette un coup-d'œil sur le
traitement des fièvres intermittentes ; on voit
tout ce que la médecine a de méthodes
connues pour les traiter, cependant nous en
avons le spécifique. La raison de cette opposition est absolument la même que celle que
nous venons de donner en parlant de la
contagion varioleuse. C'est presque toujours
à la faveur d'une diathèse formée par la
constitution de l'air, que les accès de fièvre
se développent ; comme aussi le miasme
marécageux peut bien, après son action sur
nos corps, leur imprimer une autre disposition morbifique, et c'est d'après la connaissance des divers modes d'action des agens
extérieurs, marquée par la série des symptômes morbifiques, que nous devons appliquer les différentes méthodes de traitement.
Le succès justifiera l'habileté du médecin.

157. Comme les fièvres rémittentes ne
sont que des combinaisons des fièvres continues avec les fièvres intermittentes, nous
avons jugé à propos de décrire les unes et les
autres séparément, et d'assigner le traitement

qui leur convient; de sorte que, lorsque nous parlerons des fièvres rémittentes, nous n'aurons plus besoin de nous répéter sur les diverses espèces de méthodes.

158. La continuation de l'air froid et sec, réunie aux circonstances décrites ci-dessous, développe la fièvre inflammatoire (1).

Cette fièvre reconnaît pour causes prédisposantes un tempérament musculoso-sanguin, une construction du corps courte et replette, le passage d'une vie active et laborieuse à une vie sédentaire, la suppression d'une évacuation sanguine quelconque, le temps de la menstruation, ou bien une menstruation pénible, l'abus des boissons spiritueuses, ainsi que l'abus des alimens succulens.

159. La fièvre inflammatoire débute tout à coup sans préludes, ce qui n'arrive pas

---

(1) *Synocha pletorica.* Sydenham, *op. omn. med.*, 298.
Febris sanguinis d'Avicenne, C. II, pag. 43.
Synocha inflammatoria Hernii ; de febribus.
Synocha sanguinea. Sennere, lib. II, cap. X.
Synocha simplex. F. Hoffmann, de feb. II, cap. III.
Febris continens. Stahl.
Angio-ténique. Pinel, *Nos. phil.*, pag. 3.
Plegmose pyrétique. Baumes, *Fond. de la science, etc.*
Fièvre inflammatoire par le grand nombre.

dans les autres espèces de fièvre. Il n'y a ni baillemens, ni pendiculations ; on se sent lourd, pesant ; quelquefois le vertige arrive et vous fait tomber ; les yeux sont rouges et larmoyans, ils semblent s'obscurcir ; la tête est lourde, l'occiput est douloureux et pesant ; les artères carotides battent ; les pommettes sont enflammées ; la langue est rouge sans être sèche ; l'altération est peu considérable ; la respiration est gênée au moindre mouvement que le malade fait ; il y a une espèce de formillement dans les membres ; le ventre est ordinairement constipé ; les urines sont dans l'état ordinaire dans les premiers jours ; le pouls est fort plein, quelquefois écrasé ; mais on s'aperçoit aisément que cette concentration n'est due qu'à la plénitude des artères ; la peau est chaude, et la sueur ou la transpiration n'a rien de piquant au tact ; elle peut être très-abondante sans qu'elle soit âcre ; elle paraît quelquefois sous forme de vapeur. Cet état de maladie dure à peu près de quatre à sept jours ; alors elle a sa solution par quelque crise, telle qu'une grande sueur ou quelque évacuation sanguine, soit naturelle, soit artificielle. Souvent il arrive qu'au lieu d'une

terminaison

terminaison heureuse, la fièvre inflammatoire semble se déposer sur un organe
particulier, et y former toute sorte de ravages;
c'est ainsi qu'on a vu cette fièvre changée
en frénésie, en pneumonie, etc. Alors la
durée de la maladie est plus longue. Cependant le traitement qui convient à ces
transports est absolument le même que
celui qui est indiqué pour la fièvre inflammatoire.

160. Le traitement de la fièvre inflammatoire est simple et dénué de toute complication; ainsi on peut commencer par quelques
boissons rafraîchissantes, tempérantes et
délayantes, afin de diminuer l'irritation
des parties solides et provoquer la transpiration et les urines.

161. Si, au bout de deux ou trois jours,
la fièvre ne tombe pas et que les symptômes
persistent dans leur intensité, que le pouls
soit plein et fort, il faut ouvrir la veine
une ou plusieurs fois. Il n'y a point de règle
à donner pour la quantité de sang à évacuer,
le pouls est le seul indicateur des saignées
que l'on doit faire ; s'il se trouvait écrasé
dans le principe de la maladie, qu'il devînt
développé et battant avec plus de force,

après la saignée, nul doute qu'il ne faille en faire une seconde ; comme si l'on voit que les symptômes inflammatoires augmentent après la première évacuation sanguine, on peut donner pour règle sûre qu'une nouvelle extraction de sang est nécessaire.

162. Après l'usage des tisanes de gruau, d'avoine, les décoctions de pommes, le petit lait clarifié, on peut administrer un léger minoratif; si le ventre se trouve paresseux, et s'il existe un peu d'altération, on peut encore appaiser ce dernier symptôme avec le petit lait fait avec le suc d'oranges ou de citron. Toutes ces boissons seront bues un peu chaudes, afin d'exciter la nature à quelque évacuation critique par les urines ou la peau; enfin on peut varier à l'infini les boissons, pourvu que le malade en boive abondamment.

163. Il est extrêmement rare que la fièvre intermittente se combine avec la fièvre inflammatoire, parce que les causes qui donnent lieu à cette diathèse, s'opposent évidemment à ce que les gaz marécageux se développent. Une série de beaux jours peut bien y contribuer; mais en même temps que le miasme se dégage, l'affection bilieuse prend

le dessus, et lorsqu'on dit qu'une fièvre est intermittente ou rémittente sanguine, elle peut bien être accompagnée de symptômes d'inflammation; mais la bile y joue un rôle essentiel, et la fièvre ne peut être traitée avec succès que par une méthode infiniment variée (1). Ces fièvres seront tierces bénignes et elles paraîtront au printemps; alors le corps se trouve fortifié par une saison froide et sèche; l'irritabilité de la fibre est augmentée; le corps est dans une situation à résister à l'impression des effluves marécageux qui, à leur tour, ne peuvent avoir acquis une action bien considérable, attendu qu'ils se développent à peine.

164. En combinant une fièvre intermittente avec la synoque simple, on formera une fièvre rémittente qui se rapprochera plus ou moins du type continu, suivant que la première influera sur la seconde, ou celle-ci sur la première.

165. Les circonstances qui développent

____

(1) Telles sont les fièvres du printemps, décrites par Sydenham et Grant. Le premier pense que le quinquina est rarement indiqué, parce que l'intermittente est trop subordonnée à la pléthore.

la fièvre pituiteuse (1), sont une constitution froide et humide, l'usage long-temps soutenu de mauvais alimens et de mauvaises eaux, des chagrins d'une longue durée, un tempérament mou, l'irritabilité diminuée, une lenteur insolite dans les fonctions.

166. La fièvre pituiteuse, bien loin de paraître tout-à-coup comme la fièvre inflammatoire, n'arrive, au contraire, à son augment que peu à peu et par gradation. Les sujets qui en sont menacés sont dans un état de langueur; leur sommeil est souvent interrompu; la tête est lourde sans être douloureuse; les

_____

(1) Nous avons conservé la dénomination de *pituiteuse* pour les raisons que nous avons exposées. (§. 49 et suivans.)

Fièvre pituiteuse ou phlegmatique de divers auteurs, notamment de Sarcone. *Istoria ragionat. di mal. ess. in Nap. Selle pyret.*, p. 226. Stahl, *de cognosc. et curand.*

Fièvre pituiteuse ou catarrhale de Grimaud. *Cours de fièvres*, tom. III.

Fièvre adéno-méningée. *Nosol. phil.*, class. 1, ord. 3.

Fièvre putride lymphatico - mésentérique. Baumes, *Ann. méd.*, pag. 213.

Fièvre latique (cachée) des auteurs barbares.

Nous avons exposé la différence qui existe entre la fièvre catarrhale et la fièvre pituiteuse : la première a son siége dans les membranes muqueuses, l'autre dans le système lymphatique.

vents , les rots , les borborygmes inquiètent
beaucoup ; il y a souvent des envies de vomir ;
la plupart sont encore incommodés par un
sentiment de pesanteur à l'épigastre.

167. S'il est un moment auquel on puisse
fixer le début de la maladie, c'est lorsque
le malade éprouve un sentiment de froid
si léger, qu'il semble ne pas être plus profond que la peau. La chaleur n'est pas plus
intense, elle est douce et n'annonce aucune
réaction après dix-huit ou vingt heures de
durée ; le corps se couvre de sueurs partielles au cou, à la poitrine, etc., etc. Cette
sueur humecte certaines parties d'une manière douce et un peu grasse ; ce qui donne
à la peau un moelleux qui approche de l'état
naturel. Le pouls est lent, mou et inégal ;
la tête est douloureuse ; le sommeil est in-
quiétant et point du tout réparateur ; les
yeux sont mornes et humides ; la lumière
les incommode ; la bouche est pâteuse et
remplie d'une salive épaisse ; la langue est
recouverte d'une mucosité ressemblant à une
pièce de lard ; le goût n'est pas entièrement
perdu, mais la viande répugne ; l'ouïe est
dure ; la voix est rauque ou basse ; le visage
est d'un pâle tirant sur le jaune et comme

(118)

terreux ; le bord des lèvres est pâle ; la respiration n'est point gênée. Il y a ordinairement un poids très-incommode sur l'épigastre ; le ventre est resserré ; la diarrhée
et le ténesme suivent souvent ce premier
état ; les intestins sont remplis de vents ; les
urines sont limpides ; enfin tout le corps est
dans un état d'inertie qui semble tenir à
la paresse que l'on suppose toujours chez
le malade.

168. On connaît l'augment de la maladie
plutôt par l'intensité des symptômes déjà
existans, que par l'apparition de nouveaux
phénomènes ; la tête devient plus douloureuse ; le visage est plus décomposé ; le
pouls est plus lent et plus faible ; la débilité du corps est plus considérable.

169. Le pronostic de cette maladie est
toujours fâcheux, sur-tout si l'haleine devient
fétide, la respiration oppressée ; le ventre
météorisé, les excrétions infectes, les urines
changeantes, tantôt claires, tantôt bourbeuses ; s'il paraît des éruptions pétéchiales,
livides ou noires, des hémorragies passives,
une débilité manifeste dans les forces vitales.

170. Le pronostic de la fièvre pituiteuse
sera moins à craindre si les forces se relè-

vent, si le pouls devient plus fort, la respiration libre, les excrétions aisées, le sommeil tranquille et réparateur ; si le système nerveux est moins altéré ; si la langue devient humide, de sèche qu'elle était auparavant ; enfin si la fièvre de continue passe à l'état de fièvre rémittente ou intermittente.

171. Cette maladie traîne ordinairement en longueur : il est rare qu'elle se termine dans la première ou seconde semaine ; mais il est plus ordinaire qu'elle finisse dans la quatrième ou cinquième : si elle passe la septième ou la huitième, l'événement heureux présente moins de doute.

172. Dans le traitement de la fièvre pituiteuse, la saignée doit être entièrement proscrite. On n'a point assez de temps, ni la nature ne fournit point assez de secours pour résoudre la pituite ; on doit, par conséquent, commencer par rendre la matière plus mobile : on emploie à cet usage les potions salines fondantes, diurétiques, comme le sel ammoniac (muriate d'ammoniaque), les sels neutres qui, en évacuant doucement, n'affaiblissent point les forces des malades. Selle (*Élémens de méd. prat.*), conseille la mixture suivante.

R. Muriate d'ammo-
niaque purifié. . . } āā drachme 1
Vin émétique. . . }
Oximel simple. . . onces. . . . 2 } mêlez.
Eau de fleur de ca-
momille. . . . . onces. . . 10

On donne de cette mixture une demi-tasse toutes les heures dans les fièvres où l'on a des stases à combattre.

173. S'il se présente des dispositions à la turgescence gastrique, on fera prendre la mixture suivante, afin de rendre par la suite le vomissement plus complet. R. Sulfate de soude, une once; nitrate de potasse purifié, une drachme; eau de fleur de camomille sans vin, six onces ; oximel simple, une once; vin émétique, une drachme, mêlez. Cette mixture donnée à la dose d'une cuillerée, sert à rendre la saburre des premières voies mobile et propre à être évacuée. (Selle, *Élémens de méd. prat.*, tom. I, pag. 26.)

174. Lorsqu'on a ainsi disposé les premières voies aux évacuations par le moyen de ces préparations ou mixtures salines, on prescrit un émétique. Nous mêlons le tartrite acidule de potasse antimonié avec la

scille en poudre (1). Nous avons souvent proscrit ce mélange, il n'y a pas de remède qui ouvre tous les couloirs à la fois comme celui-là : et c'est ce qu'on doit se proposer dans le traitement des fièvres pituiteuses. Lorsque le vomissement est excité, nous faisons boire de l'eau tiède, mais en petite quantité, afin de ne pas trop affaiblir l'estomac, parce qu'il est assez lâche sans qu'on l'inonde par de grandes boissons.

175. Les indications subséquentes sont parfaitement remplies par les purgatifs (2). Les sels neutres à haute dose, les follicules et les feuilles de séné, la rhubarbe sur-tout, doivent entrer dans la composition des médecines. Ces purgatifs sont encore fondans, résolutifs et toniques ; la rhubarbe d'ailleurs

---

(1) *R.* Tartrite acidule de potasse
antimonié. . . . . grains 3.
Scille en poudre. . . . . grains 3. } faites 3 pilules,
Conserve de roses ou excipient quel-
conque. . . . . s. q.

que l'on fait prendre de demi-heure en demi-heure. Nous préférons ce remède en pilules, parce qu'en se délayant dans l'estomac, elles doivent dissoudre davantage de ces matières muqueuses qui inondent ce viscère.

(2) Rivière, obs. 57, c. 1. Ettmuller, coll. cas. 21.

s'oppose évidemment à la putridité, vers laquelle ont beaucoup de tendance les fièvres pituiteuses.

176. La nature est extrêmement lente dans cette maladie, il est essentiel de la stimuler un peu par les épispastiques. Leur indication est encore prescrite par la lenteur des mouvemens qui s'opèrent du centre à la circonférence. Les vésicatoires remplissent ces deux objets, aussi voit-on après leur application, sous l'épiderme, une espèce de gélatine concrète qui est de la même nature que l'humeur évacuée par l'estomac (1).

177. Dès que la surabondance de la pituite viscérale est évacuée, on doit chercher à provoquer la transpiration par les doux alexipharmaques (2) ; les potions avec

---

(1). Sarcone, *Istoria ragionata di mal. osserv. in Napol.*

(2) Kattscrind, *de cacochymia pituitosa.* Jenn. 1760.

<table>
<tr><td>R. Essence d'angélique et de valériane. . . . .</td><td rowspan="3">āa 1 drachme.</td><td rowspan="4">mêlez.</td></tr>
<tr><td>Alcool camphré. . . . .</td></tr>
<tr><td>Liqueur de corne de cerf succinée. . . . .</td></tr>
<tr><td>Bon vin de France. . . . . . . 6 onces.</td><td></td></tr>
</table>

le nitre , le camphre , la liqueur succinée ,
le vinaigre bézoardique, la liqueur de Mindererus (acétite ammoniacal), sont les remèdes dont la pratique tire un grand avantage.

178. Il faut aussi que la diète soit un peu
nourrissante et fortifiante. On donne des
bouillons de viande faits avec le jus de
viandes rôties, qu'on assaisonne de jus de
citron ; mais il vaut mieux y mêler des vins,
lorsque c'est du goût des malades.

179. La cause prédisposante de la fièvre
bilieuse (1) est une constitution chaude et
sèche. Cette fièvre se déclare rarement tout-
à-coup, elle est toujours précédée de quelques symptômes erratiques, la bouche commence à devenir pâteuse, d'autres fois amère,

---

Dans les fièvres nerveuses où les forces manquent
et dans lesquelles un miasme malin peut agir sur les
nerfs , cette potion ; donnée à la dose d'une cuillier toutes
les heures , sert à favoriser la sueur et relever les
forces.

(1) Synoque bilieuse. *Sennert, lib. II, cap. X.*
Fièvre bilieuse ardente. Baumes, *Année méd.* pag. 72.
———— Tissot , an 1759.
———— des camps. *Pringle , tom. I , cap. III, p. 37.*
Plusieurs ont classé les fièvres tierces dans les bilieuses.

le plus souvent ayant le goût des œufs pour-
ris. Cet état est plus sensible lorsqu'on se
lève, mais il semble se dissiper en man-
geant ; pendant la nuit, le sommeil est fatigant et entrecoupé par des rêves , etc. Le
teint prend une couleur jaunâtre, la gaîté
s'éloigne à mesure que la maladie augmente,
enfin arrive le développement de la fièvre.

180. Le frisson est ordinairement très-
vif et très-court ; il est aussitôt suivi d'une
chaleur très-vive qui inquiète beaucoup le
malade ; la tête est douloureuse ; le délire
et même la frénésie sont quelquefois de
la partie ; la cornée blanche est teinte
en jaune ; les yeux sont vifs ; le teint de la
face est jaunâtre ; la langue est chargée d'un
limon jaunâtre ; la bouche est amère ; le
désir des boissons froides ne donne point
de repos au malade ; l'haleine, sans être
puante, est très-chaude ; les envies de vomir,
les vomissemens même de matières jaunes,
verdâtres, sont des symptômes ordinaires :
rarement les hypocondres sont dans l'état
naturel ; une douleur sous le scrobicule du
cœur est souvent si considérable , que le
moindre tact l'exaspère ; les urines sont ordinairement rouges et bourbeuses ; le pouls

est fréquent, dur et tendu ; la peau est chaude comme dans les fièvres putrides ; mais l'acrimonie ne pique pas les doigts comme dans ces dernières. Le type de cette fièvre approche du caractère rémittent ; cependant ses redoublemens n'ont rien de commun avec ceux des fièvres rémittentes (1). M. Baumes est un de ceux qui ont le mieux établi leurs différences. Les premiers ont une marche qui les sépare des derniers. Les redoublemens de fièvre continue ont une invasion presque égale ; leur début n'est autre chose qu'une augmentation d'abord insensible, bientôt plus marquée des symptômes constans de la maladie. Le plus fort de ces redoublemens n'est que la plus grande intensité de ces symptômes, et la diminution des redoublemens est pareillement la diminution progressive des mêmes phénomènes morbifiques.

181. Les paroxismes de fièvre rémittente commencent à toute heure ; leur retour pé-

---

(1) En parlant des fièvres rémittentes, nous ferons voir qu'il est impossible que la fièvre bilieuse n'ait point ce caractère, parce que la chaleur qui la développe dégage aussi le miasme marécageux.

riodique anticipe communément de deux,
trois et même quatre heures, ou il retarde
d'autant ; leur début est pour l'ordinaire un
nouveau symptôme, tel que des baillemens,
des pandiculations, un simple refroidissement, un froid plus ou moins glaçant, une
toux sèche, des douleurs entre les épaules,
enfin, un symptôme insolite qui ne trompe
ni le médecin attentif, ni le malade libre
de ses sens, ni les assistans.

182. Cette première période est suivie
d'une seconde qui consiste dans une chaleur plus ou moins vive, soutenue, pendant laquelle se développent les accidens que
chaque paroxisme ramène ; et cette deuxième
période est suivie d'une troisième qui est
en même temps la dernière, et qui est
caractérisée par la chute progressive des
accidens morbifiques et par les symptômes
qui annoncent une détente générale ou li-
mitée. Telles sont des sueurs universelles ou
partielles, des moiteurs, l'humidité de la
langue, des urines souvent épaisses, enfin
des selles spontanées, etc., etc., etc.

183. En ne perdant pas de vue cette différence entre les redoublemens des fièvres
continues et les paroxismes des fièvres ré-

mittentes, il est très-aisé de reconnaître le type continu et le type rémittent des fièvres ; quoique cependant il arrive quelquefois que le redoublement est si long qu'à peine il est fini qu'un autre commence, ce qui constitue les fièvres continues rémittentes. En traitant des rémittentes pernicieuses, nous exposerons la manière de reconnaître ces continuités paroxistiques.

184. Le plus grand remède à employer dans les fièvres bilieuses est sans contredit l'émétique ; il ne peut être remplacé par les purgatifs, parce que la dégénération bilieuse étant dans l'estomac, les derniers n'ont aucune action dans ce viscère. Stahl fait ordinairement précéder les vomitifs de quelques potions salines ; la turgescence en est mieux développée et les vomissemens sont plus complets. Le malade très-souvent demande à vomir, parce qu'il en sent la nécessité ; alors une dose suffisante d'ipécacuanha ou de tartrite acidule de potasse antimonié, ou bien un mélange de l'un et de l'autre, dans la proportion de 12 à 15 grains d'ipécacuanha avec un grain de tartre stibié, suffit pour déterminer le vomissement que l'on accompagne d'une grande quantité

d'eau tiède pour délayer les matières bilieuses.

185. Les boissons tempérantes et rafraîchissantes doivent suivre dans le traitement
des fièvres bilieuses. Ces boissons seront de
l'orgeat, de la limonade végétale ou minérale, faite avec quelques gouttes d'acide sulfurique ou nitrique, ou bien avec la crême
de tartre, rendue soluble par l'addition du
sucre ou du borax de commerce. Une décoction de tamarins ou une décoction d'orge
acidulée avec l'acide acéteux, peuvent très-
bien convenir dans ces cas, parce que toutes
ces boissons calment la soif du malade qui est
un symptôme ordinairement très-inquiétant.

186. Il arrive très-souvent que les symptômes de la fièvre ne reçoivent point d'amendement, quoiqu'on ait employé les purgatifs, tels que les follicules et les feuilles
de séné, les sels neutres, etc., etc.; alors
on a lieu de présumer que la gastrose bilieuse
n'a pas été entièrement détruite : il faut
revenir aux premiers moyens (je veux dire
les vomitifs), afin d'évacuer la bile qui peut
ne pas avoir reçu une évacuation suffisante
dans le principe, ou bien qui s'est déversée
dans l'estomac depuis le premier vomissement

sement. On doit insister sur ces remèdes jusqu'à ce que les symptômes décrits (§. 180) aient reçu de la diminution.

187. On peut réitérer les vomitifs plusieurs fois, mais il faut prendre garde qu'il n'y ait point d'éréthisme dans l'organe de la digestion ; un tel accident développerait des épiphénomènes nerveux qui donneraient à la fièvre une anomalie dangereuse. Sydenham craignait beaucoup ces épiphénomènes ; aussi il ne donnait jamais un émétique, que le soir ce remède ne fût suivi d'un parégorique : si on a lieu de craindre l'éréthisme nerveux, on peut le prévenir par la boisson d'eau de poulet ou de veau, dans laquelle on aura répandu quelques gouttes de liqueur anodine minérale d'Hoffmann ou de laudanum liquide de Sydenham, ou bien quelques gouttes d'éther sulfurique.

188. Les bouillons de viande ne conviennent point dans les maladies bilieuses ; ceux faits avec de fines herbes ou avec d'autres végétaux conviennent d'autant mieux qu'ils sont fort du goût du malade.

189. L'estomac ayant été considérablement évacué, on a lieu de soupçonner une faiblesse dans cet organe, qui le met dans l'impuis-

sance de recommencer les digestions : cette remarque est faite par le docteur Roucher (1); il remédie à cette débilité nerveuse par les apozèmes toniques et amers, il y joint aussi les sels neutres si le ventre est paresseux.

190. La fièvre putride (2) est développée par un air chaud et humide. Les gaz qui se dégagent des animaux en putréfaction peuvent accélérer aussi le développement de cette maladie. Elle ne se déclare pas tout d'un coup; mais elle est précédée de quelques jours d'une santé douteuse; il survient ensuite de légers frissons, suivis d'une chaleur brûlante et d'une soif inestinguible; l'abattement des forces est toujours considérable dans cette maladie, puisque plusieurs

____

(1) *Traité de médecine clinique.*

(2) Fièvre continue putride. Macbride, ord. 1. esp. 4.
——————————— maligne. Vitet, cont. simp., g. 4.
—— adynamique. Pinel, ord. 5.
—— continente putride. Selle, *Pyreth.*
—— putride. *Quarin, meth. med. feb.,* cap. *IV.*
—— putride sanguine. Baumes : *Fondemens de la science.* 174.
—— putride primitive. Herzii, cl. I, ord. 1, genre 1.

auteurs en ont fait le caractère pathogno-
monique. Le sommeil est fatigant; on éprouve
des douleurs de tête, des vertiges; les yeux
sont enflammés et noyés de larmes. Ils ne
peuvent supporter la lumière; la langue
d'abord blanche et muqueuse, mais quelques
jours après elle devient, ainsi que les dents,
fuligineuse; la respiration souvent gênée;
le ventre météorisé et tendu; les urines
comme naturelles; des sueurs âcres sur tout
le corps ou quelques-unes de ses parties;
le pouls dans l'état naturel. Si, après le
septième jour, les urines deviennent troubles,
que le pouls se relève, que le malade de-
vienne sourd, c'est un excellent signe; mais
si la respiration est plus oppressée, que
le pouls s'affaiblisse, que la prostration soit
plus grande, le malade ne vivra pas jusqu'au
quatorzième jour.

191. Quoique la cause matérielle de la
fièvre putride ne réside pas essentiellement
dans l'estomac, on doit cependant administrer un émétique, sur-tout s'il se présente des signes de gastrose, tels qu'une
langue enduite d'un mucus blanc ou jaunâtre; un goût amer; un rebut de viandes;
des envies de vomir ou des vomissemens,

Cette évacuation délivre l'estomac des matières saburrales, et procure aux organes circonvoisins une secousse avantageuse qui les rend plus actifs dans leurs fonctions; le système nerveux même reçoit de l'émétique une perturbation salutaire, puisque nous voyons souvent les malades plongés dans un coma somnolentum, se trouver éveillés et plus tranquilles après l'action de ce remède. On ne peut point rapporter ses heureux effets à l'évacuation des matières, car le plus souvent elle est presque nulle; cependant le pouls se relève, les forces sont moins abattues, la respiration est plus aisée, et les yeux supportent aisément la lumière. Lorsque de ce premier remède on obtient un tel succès, on est en droit d'espérer un événement heureux.

192. L'émétique est encore nécessaire dans le cours de la maladie, si on a négligé de l'employer dans le commencement, surtout si les symptômes que nous avons décrits (§. 190), se présentent, et si les forces sont suffisantes pour soutenir l'évacuation; mais, quelque bien indiqué que soit ce remède, il y a des cas où il serait dangereux de l'administrer; par exemple,

s'il existe un spasme fixe sur une partie du corps et sur-tout dans les organes de la digestion, s'il se présente quelque menace d'inflammation dans un organe voisin de l'estomac ou du tube intestinal, ou bien une excessive prostraction des forces, alors l'émétique deviendrait non-seulement inutile, mais même dangereux.

193. Lorsqu'on a fait usage des vomitifs, on complète leur effet par des purgatifs que l'on proportionne toujours à l'état des forces et dans la double intention de résoudre les humeurs et de les évacuer à mesure qu'elles se déposent sur le canal intestinal. Tantôt on administrera des purgatifs composés avec la rhubarbe, les sels neutres, etc., etc. D'autres fois on essaiera de tenir le ventre libre seulement avec des fractions de tartrite acidule de potasse antimonié. Ce médicament, ainsi donné *per epicrasin*, résout les matières intestinales et fait pousser au malade des selles qui ne donnent aucune espèce d'affaiblissement.

194. Nous avons souvent répété que les émétiques avaient un effet secondaire très-sensible sur l'évacuation cutanée. Il est certain que, lorsque le corps a assez de forces pour

aider cette excrétion, on peut en retirer de grands avantages; mais ici on se flatterait en vain d'en obtenir les mêmes résultats. Les vésicatoires sont les seuls moyens à mettre en usage si on veut déterminer les mouvemens du centre à la circonférence.

195. L'application des vésicatoires est très-délicate dans les fièvres putrides, et c'est sans doute par rapport à cette difficulté que plusieurs médecins, tels que Baglivi, Quarin et autres, les ont proscrits. Cependant, si ont les applique comme rubéfians dans le dernier état de la fièvre, et qu'on ne leur permette pas de faire des phlyctènes qui passent aussitôt à la gangrène, on n'a pas à craindre les progrès de la dissolution humorale qu'appréhendent beaucoup ceux qui rejettent ces épispatiques; au contraire, ils peuvent relever les forces, et, par ces légères inflammations cutanées, exciter l'organe de la peau à excréter l'humeur perspirable en plus grande abondance.

196. Il n'en aurait pas été ainsi, et on n'aurait jamais eu des craintes sur la diminution dans la force de cohésion, si on eût appliqué les vésicatoires dans le principe, lorsqu'il y avait plutôt des symptômes ner-

veux que des signes de dissolution, lorsque le pouls était petit, concentré, mais assez dur, etc., etc. Dans ce cas, leur effet révulsif est marqué, et l'augmentation des forces qu'ils procurent est un argument en faveur de leur application. Si néanmoins on veut éviter la dégénération putride des plaies, et se procurer l'effet irritant, les synapismes en présentent tous les avantages : on peut les mettre en place des vésicatoires.

197. Le vin est encore un moyen à mettre en usage. (Voyez ce que nous avons dit en parlant des fièvres catarrhales graves, §. 117.)

198. Boerhaave, ainsi que le docteur Pringle, ont accordé à l'acétite ammoniacal une vertu anti-septique qui lui est justement méritée : ainsi on peut donner l'esprit de Mindererus, depuis un gros jusqu'à demi-once, dans un sirop quelconque.

199. Le quinquina est un des meilleurs moyens contre la dégénérescence septique : on peut l'administrer à haute dose sans inconvénient, et lorsque l'estomac a assez de forces pour lui faire subir une espèce de digestion, on est assuré du succès. M. Baumes recommande, en pareil cas, la racine de valé-

riane en poudre, administrée à la manière
du quinquina. Nous ne contesterons point
la vertu anti-putride à la valériane, mais il
vaut mieux (comme dit M. Alibert), dans
les cas douteux, se servir des moyens que
l'expérience a déclaré être les meilleurs.

200. Les excitans et les cordiaux, tels que
les confections d'hyacinthe et d'alkermès,
les eaux de menthe, de fleurs d'orangers
et de cannelle, soit simple, soit orgée, la
liqueur minérale anodine d'Hoffmann, le li-
lium de Paracelse, la teinture du castor,
l'huile de succin, l'esprit de corne de cerf,
tous ces excitans dissous nous servent à soutenir les forces ou à les relever. Quarin recommande beaucoup le mélange du musc,
de l'essence de castoreum et de l'esprit de
corne de cerf; il prétend que, par ce moyen,
on rend plus d'un malade à la santé.

201. L'émanation des gaz marécageux développe la fièvre intermittente. Nous dis-
tinguons dans cet ordre de fièvres, quatre
périodes, le froid, la chaleur, la sueur et
l'intermission.

202. Son invasion est marquée par un refroidissement des parties éloignées du centre du corps; ainsi le nez, les oreilles, les

pieds, les mains éprouvent le refroidissement, les lombes même le ressentent, ce
qui est accompagné d'anxiétés. Lorsque cet
état a duré plus ou moins de temps, suivant l'idiosyncrasie du sujet, il y a une réaction manifeste des fluides, du centre à la
circonférence; le pouls prend un peu plus
d'élévation; le malade semble éprouver un
moment de calme, mais ce n'est pas pour
long-temps. Les extrémités se rechauffent,
le pouls se développe d'une manière plus
prononcée; les couvertures sont insuppor-
tables au malade. L'altération continue, et
la chaleur se renforce d'un moment à l'autre,
jusqu'à ce que la sueur opère une détente
générale, en remettant l'équilibre dans la
machine animale; alors le pouls est plus
souple, l'altération est moindre, et le malade, en sortant d'un accès, paraît être dé-
livré d'un travail extrêmement pénible : tout
rentre dans l'ordre accoutumé, et l'on ne
dirait pas qu'il existe une maladie chez l'individu qui vient d'éprouver un accès de fièvre;
la périodicité des paroxismes est encore un
caractère essentiel de cette fièvre.

203. Nous venons de tracer la fièvre intermittente dénuée de toute espèce de com-

plication. Nous n'avons point admis les autres caractères que les médecins joignent ordinairement à une fièvre intermittente , tels que les vomissemens, les douleurs au scrobicule du cœur, etc. , etc. , etc. , parce que ces symptômes appartiennent à d'autres maladies.

204. Plusieurs médecins ont pensé que le type des fièvres intermittentes se formait d'après l'idiosyncrasie du sujet : ainsi , on a rapporté les fièvres tierces à l'humeur bilieuse , les quartes à l'humeur pituiteuse , etc., etc. Cependant nous voyons journellement des fièvres quartes entées sur des tempéramens sanguins , et des tierces sur des constitutions pituiteuses. Nous nous contenterons de rapporter les types les plus ordinaires des fièvres intermittentes sans les appliquer aux diathèses.

205. La fièvre quotidienne est celle qui a tous les jours un accès d'une égale force , d'une égale durée, et qui vient tous les matins à heure fixe (Cullen, *Nos.*).

206. La double tierce a un paroxisme tous les jours ; mais celui du lundi répond à celui du mercredi, et celui du mardi à celui du jeudi.

207. La triple quarte a tous les jours un accès, mais ils sont différens et se correspondent de cette manière : l'accès du lundi répond à celui du jeudi ; celui du mardi à celui du vendredi, et ceux du mercredi et du samedi se ressemblent.

208. La fièvre tierce a un jour libre et un jour d'accès ; cette marche est constante et les accès se ressemblent.

209. La tierce doublée a deux accès le lundi, un jour libre, et deux accès le mercredi.

210. La fièvre quarte, après l'accès, a deux jours libres, c'est-à-dire que pendant ce temps le malade n'est point incommodé.

211. Il n'y a pas de combinaison possible des différentes espèces de types d'accès de fièvre, qui n'ait été observée par les médecins, et dont ils n'aient rapporté des exemples.

212. Le quinquina est le vrai remède de cet ordre de fièvres, il faut toutefois les trouver dénuées de toute complication. Cela est rare, mais ce n'est point impossible : en voici un exemple que j'ai eu occasion de rencontrer.

213. Au mois de fructidor de l'an 10,

je fus appelé à B. pour donner mes soins
à M. C. Il était atteint d'une fièvre intermittente double tierce sans addition, ni
de pléthore sanguine, ni de turgescence bilieuse, ni pituiteuse, etc., etc. L'accès revenait tous les jours, et après cette maladie
de deux heures, il était aussi bien que s'il
n'eût jamais été malade. Je lui fis avaler
deux gros de quinquina en poudre, délayé
dans du vin; quelques heures après, il
répéta la même dose, et demi - once du
spécifique suffit pour le guérir complètement, sans avoir été préparé par aucun
remède. Il reprit ses occupations et sans
observer le moindre régime, comme s'il n'eût
jamais été malade.

214. La dispute qui existe entre les médecins sur la manière d'administrer le quinquina dans les fièvres intermittentes, ainsi
que sur sa qualité et sa quantité, embar-
rasse beaucoup le jeune praticien, et nous
pensons qu'avec plus de méthode dans la
description des maladies, on abrégerait infiniment l'étude de la médecine, et on dé-
truirait une infinité de doutes qui s'élèvent
tous les jours; car, dès qu'une fièvre intermittente est simple, de quelque manière

qu'on emploie le spécifique, soit en substance, en décoction ou en frictions suivant
la méthode du docteur Chrestien, on doit
réussir, parce que le quinquina est le vrai
remède contre les fièvres intermittentes.

215. Au mois de vendémiaire de l'an 11,
nous fûmes consulté par M. de la C., qui
avait depuis deux ou trois mois des accès
de fièvre tierce dénués de toute complication. La répugnance qu'il avait pour tout
ce qui était remède, l'avait empêché de de-
mander conseil sur sa maladie : il s'était contenté de suivre un bon régime pour ne pas
augmenter son mal. Cependant, voyant que
les accès ne passaient pas, il nous consulta,
mais il nous avertit qu'il ne voulait point
avaler de remèdes. Je lui ordonnai des frictions avec la teinture de quinquina, et six
onces suffirent pour guérir ces accès sans
la moindre rechute.

216. Nous venons de voir quatre ordres
de fièvres continues, et un ordre de fièvres
intermittentes. Nous avons décrit le traitement qui convient à chacun d'eux : maintenant en conjuguant une fièvre intermittente,
de quelque type qu'elle soit, avec une fièvre
continue, à quelque ordre qu'elle appar-

tienne, nous formerons une fièvre rémittente, combinaison très-multipliée et qui
présentera de grandes différences dans le
traitement de telle espèce à telle autre. C'est
vraisemblablement par le défaut d'analise
que la nomenclature des fièvres rémittentes
a été si multipliée (1).

217. En parcourant l'histoire des fièvres
rémittentes, nous verrons encore que tantôt
les redoublemens dans ces fièvres sont à peine
sensibles, que tantôt ils sont très-graves et
que d'autrefois ils entraînent la mort des
malades au troisième ou quatrième paroxisme;
cependant on désigne ces différens états par
le nom *générique de rémittence* : d'après le traitement que ces fièvres exigent, on pourrait
les classer ainsi qu'il suit.

218. La fièvre continue, dont les redoublemens sont à peine sensibles, et n'entraînent
pas du danger, parce que l'influence maréca-

______

(1) *Syneches et pyreta epanonida.* Hipp.
Paroxismales d'Avicenne.
Continua periodica. Senner.
Continentes. Morton.
Proportionatæ. Torti.
Remittentes. Huxham, Pringle.
Exacerbantes de plusieurs.
Continuæ remittentes. Boerhaave.

geuse ne s'est introduite dans l'économie animale qu'à la faveur d'une diathèse humorale , pourrait être appelée *continue rémittente*.

219. Lorsque les redoublemens sont d'une intensité égale aux symptômes de la fièvre continue , ce que le médecin peut apprécier par la nature des phénomènes morbifiques, appartenant à la fièvre continue et à la fièvre intermittente, et où l'on peut appliquer l'une ou l'autre méthode de traitement, indiquée (§. 191 et 212); cette fièvre, disons-nous, pourrait être appelée *mixte*, expression qui qualifierait la nature composée de ce genre.

220. Enfin, on désignerait par *rémittente pernicieuse*, cette fièvre dont les redoublemens menaceraient la vie du malade dès les premiers paroxismes.

221. Ainsi, la fièvre continue rémittente formera la première division, la fièvre rémittente mixte la seconde, et la fièvre rémittente pernicieuse la troisième. Cherchons à développer nos idées sur ces divisions par des exemples.

222. Si les malades sont saisis de quelques symptômes propres aux affections bilieuses,

comme la bouche amère, pâteuse, le dégoût, des envies de vomir, la tête lourde et pesante, la figure jaunâtre, des songes désagréables et inquiétans ; enfin, de tous les symptômes décrits (§. 180) : qu'après quelques jours de cet état, il survienne un accès de fièvre complet ou incomplet, on se persuadera aisément que ce n'est qu'à la faveur de la diathèse bilieuse développée, que s'est introduite le fièvre intermittente. Les redoublemens seront obscurs, parce que les circonstances ou les forces de la nature se sont opposées à leur développement; alors on commencera par mettre en usage les délayans, les acides, les potions salines, afin de mettre en jeu la turgescence bilieuse, si elle n'est déjà assez développée, et ensuite les émétiques tirés du règne minéral, tels que le tartrite acidule de potasse antimonié, l'oxide sulfuré rouge d'antimoine ; etc., etc., ou bien ceux que le règne végétal fournit seront les premiers remèdes administrés. On répètera même plusieurs fois les vomitifs pour déblayer le système biliaire, et on achèvera par les purgatifs anti-bilieux, tels que les tamarins, la crême de tartre, les sels neutres, etc., etc.; on donnera des boissons

boissons acides, délayantes et rafraîchissantes.
On fera souvent renouveler l'air de l'appartement, afin de tempérer l'ardeur qui brûle
le malade; on usera de tous les moyens
propres à combattre la diathèse bilieuse, afin
d'en arrêter l'effervescence. Combien de fois
cette méthode n'a-t-elle pas guéri des fièvres,
qui dès l'abord avaient fait concevoir quelques
alarmes sur le sort des malades ? Combien
de fois cette pratique n'a-t-elle pas été cou-
ronnée de succès ? Cependant c'était une
fièvre rémittente ; mais ses redoublemens
étaient subordonnés à la fièvre continue, et
ce qui le prouve, c'est que très-souvent
un redoublement obscur se change, après
les premiers remèdes , en fièvre intermittente simple qui demande toujours la continuation du même traitement anti-bilieux;
de là vient que les meilleurs praticiens nous
annoncent comme l'augure d'un succès heureux le passage de la fièvre rémittente en
intermittente. En attaquant la fièvre bilieuse
par des remèdes directs, la nature a acquis
plus de forces pour donner l'essor à la
marche des accès de fièvre : on a décomposé
la maladie, un de ses élémens a pris de
l'accroissement, à mesure que l'autre a été

détruit. Sans doute que, si dans le principe on eût eu recours au quinquina pour détruire ces paroxismes obscurs, on se serait exposé à mille inconvéniens que les médecins instruits blâment avec juste raison, parce que les obstructions, les squirres, etc., etc., auraient été les conséquences d'une méthode trop précipitée et très-mal entendue ; mais il n'en serait pas de même, si après les évacuans on employait l'écorce du Pérou, pour enlever l'accès de fièvre qui s'est développé par la suite.

223. La fièvre rémittente mixte débute par les signes précurseurs que nous avons établis (§. 222); cet état dure peu de jours, au bout desquels il survient un froid considérable qui se prolonge pendant quatre, six, et même huit jours. Les malades sont plus accablés, la figure est pâle et cadavéreuse, le pouls petit, concentré ; le malade éprouve des mal-aises insoutenables, des cardialgies, des vomissemens qu'il n'avait pas encore sentis, un état de stupeur, les yeux fixes, toute excrétion suspendue, et en général le trouble des fonctions vitales. Mais un des principaux caractères de cette fièvre est sa tendance à passer à l'état de

continuité, quoique les symptômes ne soient point ataxiques (1).

224. En analisant rigoureusement cette fièvre rémittente, on voit une série de phénomènes qui appartiennent à la fièvre continue; tels que le dégoût, la langue chargée, la bouche pâteuse, la céphalalgie, l'accablement, le pouls petit, opprimé, la constipation ou la diarrhée, les urines chargées, le ventre quelquefois tendu, la douleur à la région épigastrique, la chaleur et l'altération intenses, les yeux mornes, etc., etc.; et, dans certains intervalles périodiques, on voit paraître ou un froid considérable, ou une chaleur insupportable, ou une sueur affaiblissante, entraînant après eux les symptômes décrits dans le (§. 202), avec une augmentation de gravité de ceux qui existent déjà. On n'a pas de la peine à se convaincre que plusieurs causes produisent ces résultats morbifiques différens. C'est ici le cas où le coup d'œil juste du médecin exercé doit

______

(1) M. Fizeau a présenté les idées les plus précises sur cette nature de fièvres intermittentes adynamiques sans être ataxiques, dans un mémoire inséré dans le *Journal de médecine*, nivôse an XII.

le décider sur le choix du traitement dont
il va faire usage. Si le malade a assez de
forces pour supporter l'action des remèdes
évacuans , et que le paroxisme à venir ne
soit pas dans le cas de donner de l'inquiétude,
on peut attaquer la fièvre continue ; on
pourra employer les saignées , s'il y a pléthore sanguine (mais on doit prendre garde
de ne pas confondre la vraie pléthore avec
la turgescence sanguine , qui est un effet
de la chaleur fébrile). Les vomitifs joueront
un rôle essentiel; il faudra même les réitérer,
et on achèvera d'évacuer le tube intestinal par les purgatifs anti-septiques et toniques.
Si, par ce traitement, on s'aperçoit que les
paroxismes diminuent, on ne doit pas discontinuer l'emploi des remèdes qui présentent de si grands avantages.

Il arrivera très-souvent qu'au lieu d'une
disparition complète des paroxismes, les
caractères fébriles des accès se déploîront
avec plus de régularité, et que l'ordre de
succession sera plus évident à mesure que
la maladie tendra vers sa fin ; c'est qu'alors
la nature se trouve soulagée par les évacuations des matières qui la menaçaient d'une
destruction complète, et que maintenant

elle n'éprouve qu'une série de petits maux, qui lui deviennent quelquefois nécessaires par les crises partielles qu'ils opèrent.

225. On voit déjà que l'indication qui se présente pour arrêter ces accès est celle du quinquina, et on doit être d'autant plus assuré du succès, que les premières voies se trouvent délivrées de ces humeurs bilieuses dégénérées; elles ne peuvent offrir aucun obstacle à l'action du spécifique, qui, en détruisant les accès, rehausse encore les forces du malade.

226. Mais cette fièvre rémittente offre très-souvent un état de faiblesse si grand, qu'on ne peut pas faire usage des évacuans sans danger; d'ailleurs le paroxisme qu'on attend, inspire des craintes sur le sort des malades. Alors, sans autre préparation, on doit donner, l'écorce du Pérou, et d'une main libérale, parce que, le paroxisme se trouvant augmenté par la cause matérielle de la fièvre continue, le spécifique agit moins puissamment pour en prévenir le retour, son action est nécessairement plus lente; il faut quelquefois plus de vingt-quatre heures pour qu'il produise son effet : voilà pourquoi les malades paraissent être exposés pendant ce temps à de

très-grands dangers qu'on croirait aggravés par le quinquina, tandis que, si après on administre un remède innocent, on attribüera à ce dernier tout l'honneur de la guérison.

227. Cette méthode de traitement semble bien opposée à celle qui précède; cependant on doit voir qu'elle est fondée sur les mêmes principes. Si, dans la fièvre rémittente mixte, les symptômes continus sont plus nombreux, et d'une intensité plus grave; si ceux qui augmentent les paroxismes ne sont ni en aussi grand nombre ni aussi dangereux, sans doute qu'alors la fièvre continue sera traitée avec les remèdes convenables en pareil cas, et les redoublemens pyrétiques n'auront qu'un traitement secondaire, qui sera le quinquina; mais, lorsque ce remède est administré à très-haute dose, soit pour modérer les redoublemens, soit pour les éteindre, que fait-on ? On décompose la maladie pour la réduire à un état simple, et si la méthode évacuante n'a pas déblayé soit les embarras gastriques, soit les combinaisons chimiques que le quinquina peut avoir occasionnés dans les viscères du bas-ventre, il reste pour convalescence une petite fièvre que l'on peut

rapporter aux fièvres lentes nerveuses, ou catarrhales chroniques (1), parce qu'on a décomposé la maladie, et qu'on n'a pas détruit en entier ces causes matérielles.

228. Plusieurs médecins ont accusé le quinquina de ce fâcheux inconvénient; mais on doit blâmer ceux qui l'emploient, de ne pas se servir de la méthode analytique qui les éclairerait dans leur marche. Un malade, par exemple, a une fièvre rémittente pernicieuse; les paroxismes s'annoncent avec délire ou assoupissement, accompagné de soubresauts des tendons, de météorisme du ventre, de prostration des forces, le pouls petit et fort, des envies de vomir, la langue chargée, le dégoût, la constipation ou la diarrhée, la chaleur de la peau âcre et mordicante; la face bilieuse jaunâtre, etc., etc. On administre le quinquina, et les redoublemens sont fixés, le délire ou l'assoupissement diminue, le pouls se relève; il n'y a plus de soubresauts des tendons; les facultés de l'ame sont moins dérangées; il ne reste que le dégoût, la constipation, la langue

---

(1) Voyez *Annales de la Société de médecine-pratique de Montpellier*, n.° 12.

chargée, la bouche mauvaise, le météorisme, la face jaunâtre, etc., etc., enfin,
tout ce qui appartient à la fièvre continue.
Supposons qu'un médecin n'ayant pas été
témoin des premiers remèdes administrés,
soit appelé pour voir un malade dans cet
état, balancerait-il à ordonner des évacuans
émétiques ou purgatifs ? Eh ! pourquoi, par
la suite d'un traitement qui réduit la fièvre
rémittente à l'état de continuité (1), ne pas
en user de même, puisque les symptômes
se présentent sous la même forme ? Un remède ne détruit jamais qu'un genre d'affection;
le quinquina semble porter ses effets d'une
manière directe sur le système nerveux (2),
et tout ce qui n'a pas de rapport à l'état
pathologique des nerfs paraît ne pouvoir
être convenablement traité par le quinquina;
aussi convient-il très-bien dans toutes les
maladies malignes.

229. La suite du traitement dans les fièvres
rémittentes, que l'on aura commencé par

____

(1) Je ne veux pas dire que la fièvre est devenue
sub-intrante, elle est, au contraire, exempte de paroxismes.

(2) *Dissertation sur les fièvres pernicieuses.* Alibert, pag. 112.

l'administration du quinquina, sera un doux émétique, par rapport à l'état des forces du malade ; on répètera même ce remède, si l'évacuation gastrique n'a pas été assez abondante. Les purgatifs par lesquels on complètera la guérison, doivent être mêlés au quinquina, au cas que le germe rémittent ne fût pas complètement détruit ; et par la combinaison de ces remèdes on combattra également la fièvre continue et la fièvre intermittente jusqu'à ce que l'une et l'autre soient entièrement détruites.

230. Telle est la méthode analitique que l'expérience a démontré être la meilleure pour le traitement des fièvres rémittentes mixtes, formant la seconde division dont nous avons parlé.

231. La fièvre rémittente pernicieuse se déclare rarement tout d'un coup ; elle est le plus souvent précédée de tous les signes d'une fièvre bénigne, accompagnée de vertige ou de défaillance, ou de quelque autre symptôme assez grave, sans être mortel. Après deux ou trois jours de cet état, il survient un *horror* qui saisit tout le corps, en commençant par le dos ou par les pieds ; le pouls concentré, petit, irrégulier, se faisant

à peine sentir sous le doigt du médecin ; les forces sont abattues, la tête est douloureuse et toutes les excrétions sont supprimées. Au bout de deux, quatre, et même six heures de cet état, la réaction des mouvemens du centre à la circonférence semble s'opérer ; le pouls se relève un peu : mais il n'est pas plus fort que dans l'état naturel ; les forces n'augmentent pas, on pourrait même dire qu'elles sont plus affaiblies ; la chaleur est très-élevée, et le sentiment d'ardeur qu'elle donne au malade lui procure une soif inextinguible. La face est colorée, les yeux hagards et noyés, la langue brûlée, la respiration haliteuse ; la peau est sèche et fait éprouver aux doigts un sentiment d'âcreté, que Galien compare à l'expression que fait la fumée sur les yeux ; le malade est très-inquiet, il ne trouve aucune bonne place dans son lit, il agite ses membres de côté et d'autre pour chercher la fraîcheur. La sueur paraît douze ou quinze heures après ; elle est grasse, souvent partielle, d'autrefois très-abondante ; mais, dans l'un et l'autre cas, elle ne procure aucun soulagement bien marqué.

232. Le redoublement fini, les malades

n'éprouvent point un bien - être marqué, comme dans l'intermission des fièvres d'accès : ils ont une ardeur de feu dans la bouche, la figure pâle et tirée, la tête douloureuse, la langue brunâtre et un peu humectée, le pouls petit et approchant de l'état naturel, la peau dure et sèche ; l'abattement et la morosité accompagnent cet état. Les voies uropoétiques se dégorgent et présentent une urine rougeâtre et bourbeuse, qui dépose un sédiment copieux et briqueté.

233. Le nouveau paroxisme, à quelque distance du premier qu'il paraisse, s'annonce par un froid plus violent et plus concentré ; les symptômes deviennent plus graves, les épiphénomènes se multiplient, les urines ne sont plus bourbeuses, le pouls devient plus petit, et sa marche est moins régulière ; enfin, la rémission devient si obscure, que la fièvre paraît avoir un type continu.

234. La fièvre rémittente pernicieuse se multiplie en une infinité d'espèces dépendantes du symptôme dominant qui la complique ; ainsi une fièvre rémittente est-elle avec un coma somnolentum, on la spécifiera par le nom de *soporeuse*. Si la dys-

senterie se déclare pendant les paroxismes, on l'appellera *dyssentérique* ; enfin, on désignera chaque espèce de fièvre rémittente par le nom du symptôme dominant.

235. La distinction entre la maladie principale et le symptôme dominant est très-aisée à faire, parce que, si la fièvre a paru quelques jours auparavant, et que le symptôme ne soit venu qu'au second ou troisième redoublement, il est évident qu'alors il est entièrement sous la dépendance de la fièvre, et qu'il n'en peut être qu'un produit; tandis que, si la maladie organique est idiopatique et indépendante de la fièvre rémittente, elle paraîtra avant celle-ci, et ne suivra point le cours de ses redoublemens. Cet ensemble morbifique sera une maladie composée, qu'il faudra attaquer séparément ou simultanément, en traitant toujours l'une et l'autre d'une manière directe.

236. Nous nous dispenserons de présenter ici le tableau des différentes espèces de fièvres rémittentes pernicieuses, parce qu'il nous éloignerait de notre sujet, et que d'ailleurs rien n'est plus aisé que de réunir les signes d'une fièvre rémittente, et de les combiner

avec ceux de la maladie qui en dépend ;
pour former le diagnostic le plus précis ,
comme nous le verrons ci-après.

237. La difficulté d'établir le vrai diagnostic
des fièvres rémittentes pernicieuses, a fait
naître beaucoup de contradictions parmi les
auteurs. Nous ne rapporterons point leurs
différens avis , nous exposerons seulement
les résultats les plus ordinaires et les plus
constans de l'observation.

238. Lorsqu'au second , troisième ou quatrième redoublement d'une fièvre rémittente,
on voit paraître un symptôme insolite et
grave , tel qu'un coma, un délire, une dyssenterie, un affaiblissement des forces, des
syncopes, des convulsions, des vomissemens
copieux, etc., etc., ou enfin tout autre épi-
phénomène qui rend la maladie dangereuse
et suit l'augment du paroxisme pour disparaître pendant la rémission ; à ces caractères on doit reconnaître une fièvre rémittente pernicieuse : le diagnostic en sera encore plus certain si, à l'issue du paroxisme,
les urines sont rouges, bourbeuses, et déposent un sédiment briqueté ; si la constitution régnante développe souvent un tel
genre de maladies , et si les symptômes

graves ne peuvent être arrêtés que par le quinquina.

239. Le pronostic des fièvres rémittentes pernicieuses, est encore une partie de l'art très-difficile , en ce qu'il présente quelquefois des dangers imminens qui, un instant après, se dissipent, et qui d'autrefois, ne montrant que l'ensemble d'une maladie bénigne, occasionnent bientôt la mort du malade , ne laissant au médecin que le regret de ne l'avoir pas reconnu , pour lui opposer des remèdes dont l'expérience a démontré l'efficacité.

240. Les fièvres rémittentes pernicieuses pouvant être jugées différemment dans leurs différentes périodes, nous avons cru devoir rapporter chaque pronostic à l'état de rémission, à celui de paroxisme et à celui de dégénération en continue, afin de tracer des règles aussi sûres que nous le pourrons, pour juger dans quelque état que l'on trouve le malade.

241. Plus la rémission d'un paroxisme à l'autre est longue, moins la fièvre rémittente pernicieuse présente de danger.

242. Lorsque le symptôme dominant qui spécifie la fièvre rémittente pernicieuse, se

(159)

prolonge pendant la rémission, on peut être
assuré qu'il deviendra plus grave dans le
redoublement prochain.

243. Si, pendant la rémission, le symptôme
dominant se soutient dans le même état de
gravité que pendant le paroxisme, le redoublement qui va paraître sera mortel, à
moins qu'on ne l'arrête par l'administration
du quinquina.

244. Le pouls, qui ne s'écarte point de
l'état naturel, et qui, pendant la rémission,
ne s'élève point en proportion inverse de la
diminution des symptômes, est un mauvais
signe : ce signe devient encore plus mauvais si les urines sont limpides.

245. Si, pendant le redoublement d'une
fièvre rémittente pernicieuse, on veut as-
seoir son pronostic, il est essentiel de connaître le type de la fièvre, l'intensité du
symptôme dominant qui la complique, et
la durée du redoublement.

246. Par cela même que le passage de la
fièvre rémittente pernicieuse en continue, est
le dernier terme de dégénération, plus les
paroxismes sont distincts et éloignés, moins
ils deviennent dangereux.

247. Lorsque les redoublemens ont été

en augmentant de violence et de durée ;
et qu'il survient dans le nouveau paroxisme
un symptôme grave et inaccoutumé, comme
un froid profond, des soubresauts, etc., etc.,
on a lieu d'augurer que ce redoublement
sera mortel.

248. La faiblesse et l'inégalité du pouls
durant le paroxisme, sont de très-mauvais
signes dans toute sorte de fièvres, mais plus
particulièrement dans les rémittentes pernicieuses ; on en augure mieux lorsqu'il est
plein et développé.

249. Un pronostic sûr est souvent difficile
à porter, pendant le redoublement d'une
fièvre rémittente pernicieuse, à moins qu'on
ne soit bien instruit de la durée et de l'intensité du paroxisme, ainsi que de la gravité
des symptômes dominans, afin de pouvoir
comparer l'état passé au moment présent
pour en tirer des conséquences justes pour
l'avenir : de là vient que les médecins sont
souvent trompés dans leurs pronostics et
qu'ils décident la mort, tandis que quelques
jours après les malades sont exempts de
toute sorte de danger.

250. Lorsqu'une fièvre rémittente pernicieuse est dégénérée en fièvre continue, tous

les

les signes bons ou mauvais des autres maladies deviennent communs à celle-ci.

251. L'étude de la physionomie est essentielle pendant la continuité de ces fièvres, pour savoir si le terme de la crise heureuse ou malheureuse est éloigné ou prochain (1).

252. Lorsque l'effet de la fièvre se dirige vers un organe essentiel, tel que le cerveau (2), ou la poitrine (3), ou le bas-

----

(1) *In morbis autem acutis, in primis quidem ægroti facies sic in considerationem adhibenda, sit ne bene valentium, precipueque sui ipsius similis. Ita enim optima existimenda. Quæ vero ab ea plurimum recedit, gravissimum periculum portendit : qualis fuerit nasus acutus, oculi concavi, collapsa tempora ; aures frigidæ et contractæ imisque suis fibris inversæ, cutis circa frontem dura, intenta et resiccata, et totius faciei color ex viridi pallescens, aut etiam niger, aut lividus, aut plumbeus.* Prænot. 2, magni Hippocratis Coi Opuscula aphoristica, etc.; Basileæ, 1748, ed. Zuingero.

(2) *In quovis morbo valere ratione et rectè se ad ea quæ offeruntur habere, bonum : contrarium vero, malum.* Aph. II, 33.

An sapor ubiquè malum. Coac. 178.

(3) *Facilè autem spirare, valdè magnum ad solutem momemtum existimandum, cum in omnibus morbis acutis quibus febris conjuncta est, tùm in his*

ventre (1), etc., etc., on peut s'attendre à
une mort prochaine.

253. Les symptômes prédominans qui caractérisent chaque variété des fièvres rémittentes pernicieuses, lorsqu'ils sont à un très-haut degré, sont suivis de la mort; ainsi la dyssenterie (2), les sueurs abondantes (3),

---

qui intrà dies quadraginta judicantur. Prænot. 21.

At frigidus ex narribus et ore expiratus, exitialis admodùm jam est. Ib. 20.

In acutis affectionibus quæ cum febre fiunt, luctuosæ respirationes, malum. Aph. VI, 54.

(1) *Hypochondrium optimum quidem quod dolore vacat molle est et æquale, tum dextra, tum sinistra parte.* Prænot. 29.

Ex hypochondriorum dolore malignæ febres, quod si et sopor accesserit pessimum. Coac. 31.

Tumores dolentes, duri et magni, periculum mortis intrà paucos dies affore significant : molles vero et minimè dolentes quique digito pressi cedunt illis diuturniores esse solent. Prænot. 36.

(2) *Si à dysenteriâ occupato veluti carnés subierint lethale.* Aph. IV, 26.

Valde aquosa, aut alba, aut pallida, aut præ-rubra, aut spumans, calamitosa. Prænot. 64.

His vero magis funesta quæ nigra, aut pinguis, aut livida, aut æruginosa, aut graveolens. Ibid. 66.

(3) *Sudores pessimi autem frigidi, quique circa caput, tantummodo faciem et cervicem exoriuntur. Ii*

les syncopes (1), le délire (2), l'affection
cardiaque (3), les convulsions (4), le coma
somnolentum (5), la dispnée (6), etc.; etc.

---

*namque cum acuta febre mortem, cum mitiore vero
morbi longitudinem prænunciant.* Prænot. 24.

In acutis exsudantes tenuiter et anxii, malum. Coac. 53.

(1) *Qui frequenter ac fortiter absque causa mani-
festa, exsolvuntur de repente moriuntur.* Aph. II, 41.

(2) *Deliria cum fixa virium exsolutione funesta.*
Coac. 100.

*Egregie phreneticorum tremores citam mortem de-
nuntiant.* Idem 97.

(3) *In febribus circa ventrem æstus vehemens, et
oris ventriculi dolor, malum.* Aph. IV, 65.

*Stomachi dolor cum hypochondrio contente dolorque
capitis, malignum.* Prorrhet. 32.

(4) *Convulsiones cum febre acuta, funestæ.* Coac. 269.

*Cervicis duritas et dolor prægrandis, maxillarum
item connexio, venarum jugularium pulsus fortis, una-
que tendinum contentio, hæc sunt mortifera.* Coac. 261.

(5) *Quæ cum exsolutione soporosa fiunt aphoniæ,
lethales.* Coac. 250.

*Soporosi ab initio leviter exsudantes, urinis per-
molestis, ardentes, verum citra judicationem perfri-
gescentes, et brevi rursus ardentes, torpidi, soporosi,
convulsivi, perniciosè habent.* Hipp.; Coac., Prænot.,
cap. III, ed. Haller.

(6) *Si febre detento, tumore non existente in faucibus, suffocatio de repente contingat, lethale est.*
Aph. IV, 34.

Spiritus vero magnus foras efflatus, intro parvus; et

etc., sont autant de symptômes qui constituent des variétés, et qui sont suivis de
la mort lorsqu'ils sont graves et continus.

254. Les éruptions cutanées peuvent fournir
encore diverses variétés de fièvre rémittente
pernicieuse, comme la pétéchiale, la pour-
prée, etc., etc. Nous avons eu occasion d'en
voir plusieurs exemples. Quant au pronostic
que l'on doit tirer de l'éruption, de sa couleur,
etc., etc., voyez ce que nous en avons dit
en parlant de la fièvre catarrhale grave,
dans la première partie de ce mémoire
(S. 94).

255. Le quinquina est le seul remède
à opposer aux fièvres rémittentes pernicieuses,
et si l'on est parvenu à arrêter des paroxismes insidieux par des fébrifuges indigènes, nous devons penser avec M. Fizeau (1)

---

*contra, foras parvus, intro magnus, pessimus est et
morti proximus. Quin etiam tardus, velox, obscurus,
duplex, intro revocatus : qualis cernitur in iis qui
super inspirant.* Coac. 260.

(1) *Mémoire sur la question, etc., etc. : Journal
de méd.* de Covisart, nivôse an XII, pag. 335.
Nous ne devons pas passer sous silence une note
du professeur Pinel, placée à la page 110 de sa *Nosogr.
phil.*, qui a établi la différence des traitemens dans

qu'elles appartenaient à des fièvres rémittentes avec des symptômes de malignité,
sans que pour cela elles fussent pernicieuses.

256. La meilleure manière d'administrer
le quinquina est en substance, ses effets en
sont beaucoup plus prompts, et sa dose doit
être infiniment moindre : il est cependant
des cas où il ne pourrait être donné sous
cette forme avec le véhicule nécessaire pour
le porter dans l'estomac, lors sur-tout que
la déglutition est difficile (1), ou bien lorsque

---

les espèces de fièvres admises par l'auteur de l'excellent mémoire que nous venons de citer.

« Sur onze malades de l'hospice, attaqués en divers
temps d'une fièvre rémittente maligne, avec un état
comateux, une sorte d'insensibilité, un pouls très-faible,
etc., durant l'accès, un seul a succombé, trois ont
été guéris avec le quinquina, et sept avec du vin
d'absynthe et des bols où entraient la poudre de petite
centaurée et des fleurs de camomille. Dans ces derniers
cas, les accès n'ont pas été tout-à-coup supprimés,
mais changés en accès ordinaires et qui ont fini par
disparaître peu à peu. Dans les trois exemples de l'u-
sage du quinquina, l'extrême gravité des symptômes ne
m'a pas permis de me reposer sur la vertu de nos fébrifuges indigènes. »

(1) Il se trouve des cas où la déglutition est impossible ; il ne reste alors d'autre manière d'employer

la répugnance qu'a le malade de ce mélange, épais, lui soulève l'estomac et le force à vomir ; il faut avoir recours aux infusions ou aux décoctions de cette écorce, lesquelles ne réussissent qu'après un temps plus long et après en avoir administré des doses deux fois et même trois fois plus fortes que la quantité ordinaire prescrite en subsistance. On a encore proposé l'extrait du quinquina pour combattre les fièvres rémittentes pernicieuses parvenues à un haut degré ; mais la chimie est assez avancée aujourd'hui dans l'analise de l'écorce du Pérou, pour ne nous indiquer dans son extrait qu'un moyen faible et lent à opposer à ces sortes de fièvres, et malgré quelques observations éparses qui nous présentent l'extrait du quinquina comme un moyen suffisant pour combattre les fièvres rémittentes pernicieuses, les praticiens n'ont pas admis cette méthode et nous pensons qu'il serait très-difficile de la justifier.

257. Le quinquina contient beaucoup de tannin, qui, en se dissolvant dans l'eau, se

---

le quinquina qu'en lavemens ou bien en frictions, suivant la méthode du docteur Chrestien.

combine avec l'oxigène atmosphérique , se précipite au fond du vase et n'a point d'action sur les substances animales (1). Cette expérience doit être également appliquée aux infusions et aux décoctions de cette écorce , lesquelles ne doivent être faites que dans un espace de temps très-court, et dans des vaisseaux bien clos ou d'étroite ouverture , afin d'empêcher l'absorption du gaz oxigène atmosphérique , ou sa combinaison provenant de la décomposition du véhicule aqueux ; il est même utile de garantir le remède du contact de l'air lorsqu'il est préparé (2).

---

(1) M. Fourcroy, dans les *Annales de chimie* , février 1791, pense que la vertu fébrifuge et anti-septique du quinquina n'est due qu'à la matière résino-extractive et au tannin que cette écorce contient , et que l'oxidation des principes les rend insolubles et leur fait perdre toute leur vertu médicamenteuse.

(2) On ne sera point étonné de voir· des contradictions si grandes parmi des médecins d'un mérite aussi distingué que Sydenham et Morton , qui célèbrent les vertus du quinquina , tandis que Stahl , Ramazzini, Ettmuller ne le regardent que comme un remède dangereux. La raison de cette opposition ne provient que de la manière dont le quinquina était administré. Les uns n'altéraient point cette écorce et en retiraient

258. Quoique nous ayons proposé de donner le quinquina seul et en substance, comme étant la méthode la plus sûre dans le traitement des fièvres rémittentes pernicieuses, on peut néanmoins, d'après quelques observations des médecins, combiner avec cette écorce d'autres remèdes capables de renforcer son action ; ainsi l'alun, le cachou, l'opium, les terres absorbantes, etc., etc., peuvent lui être associés ; mais la prudence nous prescrit d'éviter ces mélanges lorsque le danger est trop imminent, parce que l'observation n'est pas encore assez bien prononcée en faveur de ces associations.

259. L'analogie qui existe dans le traitement des fièvres intermittentes malignes et celui des rémittentes pernicieuses, doit nous servir de règle pour trouver le moment le plus favorable auquel il faut administrer le quinquina. Cullen pense que l'écorce du Pérou doit être administrée à l'entrée de

---

les plus grands avantages ; les autres lui faisaient subir de longues préparations, et n'en retiraient aucun succès. La chimie moderne nous a éclairé sur cette question, et ce n'est pas un des moindres bienfaits que nous ayons reçus d'elle.

l'accès. Cette méthode a souvent réussi, mais celle d'administrer l'écorce à la chute du paroxisme est encore plus sûre. Home a fait une suite d'expériences à ce sujet (1); elles ont été alléguées avec avantage par le professeur Baumes (2), qui a établi que le moment le plus favorable pour donner le quinquina était à la chute du paroxisme.

260. Home a administré le quinquina à cinq malades, au déclin de leurs accès de fièvre, et ils ont été complètement guéris. Huit malades ont pris la même dose du remède avant le frisson, deux ont vomi, six ont eu la fièvre plus forte, et trois de ces derniers n'ont pas eu l'accès subséquent, ce qui a porté ce médecin à conclure qu'il faut un temps plus ou moins long, pour que le fébrifuge produise une action salutaire. L'observation journalière confirme parfaitement celle du médecin anglais; car nous voyons souvent l'exacerbation d'une fièvre rémittente pernicieuse qui paraît, peu de temps après l'administration du quinquina, devenir très-

____

(1) *Chimical experimentz*, §. 1.

(2) *Mémoire sur l'usage du quinquina dans les fièvres rémittentes.*

inquiétante, tandis que celle qui suit est d'une intensité moindre, quoiqu'on n'ait pas continué l'usage de l'écorce anti-pyrétique ; certainement on ne peut rapporter alors la diminution du paroxisme qu'à l'action lente du remède déjà employé.

261. En comparant le traitement des fièvres intermittentes à celui des fièvres rémittentes pernicieuses , on voit que le moment le plus favorable pour administrer le quinquina est le moment le plus éloigné du redoublement prochain, ou bien la déclinaison de celui qui existe déja ; il faut donc observer la rémission d'une manière très - attentive, afin de ne pas laisser entrer le paroxisme subséquent, sans lui avoir opposé un remède aussi salutaire ; mais il arrive souvent que les rémissions sont si obscures qu'il est impossible de les signaler : alors on doit employer le quinquina, en observant qu'il n'existe point de contr'indications telles qu'un éréthisme fixé sur le bas-ventre, ou toute autre irritation nerveuse, un engorgement des viscères de la poitrine ou de la cavité abdominale.

262. Les médecins ne sont pas encore fixés sur la dose de quinquina que l'on

doit administrer dans les fièvres rémittentes
pernicieuses : les uns veulent que six gros
de l'écorce suffisent, d'autres prétendent avoir
obtenu des succès à des doses moindres.
Le professeur Baumes en emploie une once
et demie, et plusieurs vont jusqu'à trois onces.
Si on se rappelle ce qui a été dit en parlant des
combinaisons diverses des fièvres continues
avec les fièvres intermittentes, nous trou-
verons aisément la solution de ces questions.
La fièvre intermittente entée sur une fièvre
continue, peut développer avec elle une série
de phénomènes mortels ; alors une faible
dose de quinquina serait insuffisante pour
arrêter le paroxisme fébrile, à travers une
fièvre continue. Dans ce cas il faut employer
le fébrifuge sans poids ni mesure ; mais,
si la fièvre rémittente est simple, c'est-à-dire
qu'elle se rapproche des intermittentes in-
sidieuses, sans doute que la dose prescrite
par le docteur Baumes sera suffisante, de
même que la dose d'une once suffira, selon
la remarque de Torti, pour arrêter l'accès
d'une fièvre intermittente insidieuse ; ainsi,
plus une fièvre rémittente pernicieuse se
rapproche du type continu, plus la quantité
de quinquina sera considérable ; plus la fièvre

rémittente pernicieuse est voisine du type intermittent, moins la quantité du fébrifuge sera grande (toujours en proportion).

263. Quelle que soit la quantité de quinquina que l'on se propose d'administrer pendant le traitement d'une fièvre rémittente pernicieuse, le succès dépend des premières doses que l'on donne. Ainsi, lorsqu'on veut faire prendre une once ou une once et demie du spécifique pendant la rémission, on peut donner demi-once, et même six gros dans la première prise, et l'on est assuré qu'il réussit d'autant mieux qu'il a été administré en plus grande quantité, et dans un espace de temps plus rapproché ; car on a vu que trois et même quatre onces de quinquina n'ont rien fait au paroxisme, parce qu'on l'avait donné à des doses trop petites et dans des intervalles trop éloignés.

264. Il ne suffit pas d'avoir donné une dose suffisante de quinquina pour fixer un redoublement de fièvre rémittente pernicieuse, il faut encore prévenir ceux qui pourraient reparaître. Pour obvier à cet inconvénient, on aura le soin de continuer l'écorce du Pérou pendant quatre ou cinq jours ; mais comme les fièvres rémittentes sont toujours

compliquées de fièvre continue, on doit combiner les purgatifs avec le fébrifuge, afin
de remplir une double indication, qui est
de la plus grande conséquence relativement
à la maladie ; de cette manière on tient en
suspens les petits redoublemens qui pourraient paraître, et l'on évacue les matières
qui peuvent avoir séjourné dans les pre_
mières voies.

265. Nous ne discuterons point sur la manière
d'agir du quinquina dans l'économie animale :
nous nous sommes contenté de présenter
les règles les plus sûres qui doivent conduire le médecin dans l'administration de
ce remède ; mais il entre dans le plan de
notre travail de déterminer, s'il existe des
crises des fièvres rémittentes pernicieuses.
Beaucoup de médecins ont prétendu que le
quinquina opérait dans l'économie animale,
de la manière la plus salutaire, sans exister
la moindre évacuation critique ; cependant
nous voyons tous les jours des crises dans
les fièvres rémittentes pernicieuses : pour
concilier ces deux manières de voir, exa-
minons les caractères de ces fièvres. Ce
sont un ou plusieurs symptômes dominans,
qui reviennent dans certains intervalles de

temps, et qui se correspondent par leurs périodes ou leurs retours. Pour combattre tous
ces phénomènes morbifiques, on emploie
le quinquina, qui, sans produire la moindre
évacuation critique, suspend le paroxisme,
et il ne reparaît plus ; mais on continue
l'administration de l'écorce fébrifuge pendant
plusieurs jours de suite ; alors elle excite
ou des sueurs copieuses, ou des selles abondantes, ou, enfin, toute autre évacuation.
Est-ce que ces excrétions peuvent être con-
sidérées comme des crises des fièvres rémittentes ? La nature, délivrée d'une maladie
dangereuse par le retour des paroxismes,
doit se trouver infiniment plus forte et plus
puissante : le quinquina, qui d'abord a porté
ses effets sur les redoublemens, agit maintenant comme tonique, puisqu'il n'y a plus
de retours paroxistiques à combattre ; et si
la matière morbide qui causait accessoire-
ment la fièvre rémittente sans en être la
cause principale, se trouve dans le bas-ventre,
sans doute que la nature, devenue plus forte
par la cessation des redoublemens, et aidée
par le secours du quinquina, chassera, par
les évacuations alvines, tous les excrémens
corrompus, de même que toute autre

matière excrémentitielle qui pourrait l'incom-
moder. Il est donc aisé de conclure que les
fièvres rémittentes pernicieuses, arrêtées par
le quinquina, ne présentent point de crises,
et que les crises qui s'opèrent vers la fin
de ces maladies, dépendent absolument de
la fièvre continue qui les complique.

266. Le quinquina est trop bien connu
aujourd'hui, pour intéresser le lecteur en parlant de ce fébrifuge exotique. Les travaux de
Zea et de Mutis ont rendu cette branche
de l'histoire naturelle, on ne peut pas plus
complète : quant aux fébrifuges indigènes,
le professeur Baumes (1) les a examinés
à peu près tous avec exactitude et sagacité,
et il n'a laissé presque rien à faire sur cet
objet ; cependant, pour compléter l'histoire
d'un médicament aussi précieux, nous avons
jugé convenable de présenter le tableau des
quatre espèces de quinquina connues, avec
les qualités médicamenteuses de chacune de
ces espèces (2).

––––––––––––––––––––

(1) *Mémoire sur l'emploi du quinquina dans les
fièvres rémittentes*, vers la fin.

(2) Voyez *Annales de la Société de médecine-pratique de Montpellier*, tom. III, pag. 76.

Ire espèce.
{ Quinquina orangé.
Cinchona lauri-folia.
Grand fébrifuge.
Balsamique.
Anti-pyrétique majeur.
Agissant sur le système nerveux. }

IIe espèce.
{ Quinquina rouge.
Cinchona oblongi-folia.
Fébrifuge moyen.
Astringent et tonique.
Anti-septique.
Agissant sur le système musculaire. }

IIIe espèce.
{ Quinquina jaune.
Cinchona cordi-folia.
Faible fébrifuge.
Acidule.
Un peu cathartique.
Agissant sur les humeurs. }

IVe espèce.
{ Quinquina blanc.
Cinchona ovali-folia.
Fébrifuge.
Savonneux.
Rhyptique.
Agissant sur les viscères. }

CONCLUSION.

CONCLUSION.

L'importance du sujet que nous venons de traiter, nous ayant forcé d'embrasser une foule de détails qui devenaient essentiels pour la solution de la question proposée, nous avons cru devoir ramener en forme de conclusion tout ce que nous avons dit, afin de présenter d'une manière rapprochée les principaux caractères qui appartiennent à la fièvre catarrhale grave et aux fièvres rémittentes pernicieuses, et pour savoir si le quinquina convient également dans les unes et dans les autres.

Nous avons décrit, au commencement les membranes muqueuses ; nous avons présenté la physiologie de ces membranes, leur mode de sensibilité, et sur-tout leur rapport avec l'organe cutané. Après les détails sur les causes des affections catarrhales, nous avons cru qu'il ne serait pas inutile de présenter l'histoire de quelques affections catarrhales simples, telles que le corysa, l'angine, la pneumonie, la dyssenterie ; et en réunissant les caractères qui appartiennent à ces différentes maladies, nous nous sommes élevé à la connaissance de la fièvre

catarrhale bénigne, qui n'est point dangereuse par elle-même, mais qui peut dégénérer,
par un mauvais traitement, en fièvre lente
nerveuse ; nous avons vu que le quinquina
était inutile dans la première maladie, et
qu'il convenait dans la seconde.

La description de la fièvre catarrhale
simple nous a servi comme d'introduction
à la fièvre catarrhale grave ; nous avons
exposé l'histoire de cette maladie, ainsi que
son diagnostic et son pronostic, que nous
avons appuyé par les meilleurs préceptes
des anciens. Quant à son traitement, il nous
a fourni une discussion sur l'usage du quinquina ; et après avoir analisé les ouvrages
des meilleurs praticiens, et consulté l'observation, nous avons vu que le quinquina
convient parfaitement dans les fièvres catarrhales graves, non pas comme fébrifuge,
mais comme tonique et anti-septique, et
qu'il est utile de le combiner avec des remèdes
qui ont des vertus plus ou moins directes
pour favoriser la terminaison de cette maladie. Nous avons parlé des diverses crises
de la fièvre catarrhale grave ; nous avons
vu qu'elles ne viennent pas toutes à la fois,
mais successivement ; qu'un seul remède ne

peut pas les provoquer toutes , et qu'en conséquence il faut la réunion de plusieurs pour parvenir à cette fin heureuse.

La seconde partie de notre mémoire est consacrée aux fièvres rémittentes pernicieuses. Nous avons fait part de notre opinion sur la manière d'agir de l'air ; nous avons démontré les modifications qu'il imprime par ses variations dans l'économie animale ; par là nous avons expliqué les différentes constitutions qui ont donné naissance à quatre ordres de fièvres continues. Après avoir discuté l'origine des gaz des marais , et marqué leur influence spéciale, nous en avons formé une cinquième constitution qui engendre un cinquième ordre de fièvre, désigné sous le nom générique de *fièvre intermittente*. En combinant une fièvre continue, de quelque ordre qu'elle soit, avec une fièvre intermittente , à quelque genre qu'elle appartienne , nous avons formé les fièvres rémittentes , que nous avons soumises à trois grandes divisions. La première, sous le nom de *continue rémittente* , renferme toutes les fièvres dont les redoublemens , quoique graves, ne sont pas pernicieux. La seconde est appelée *mixte* , pour annoncer le danger

qu'il y a dans chaque complication ; et enfin,
la troisième contient les fièvres dont les
premiers redoublemens peuvent être mortels. Nous avons parlé du traitement que
comportent ces trois divisions générales ;
dans la première, on peut employer le traitement relatif à la fièvre continue ; dans
les fièvres de la seconde division, on peut
faire usage également du traitement de la
fièvre continue ou de la fièvre intermittente;
mais, dans la troisième section, on ne doit
employer que le quinquina, comme le seul
remède à opposer à ce genre de fièvres.
Après avoir exposé les règles les plus sûres
pour conduire le médecin dans le traitement
des différentes fièvres rémittentes, nous avons
décrit la fièvre rémittente pernicieuse, avec
autant de soin qu'il nous a été possible ;
nous avons tracé son histoire, son diagnostic
et son pronostic ; nous avons pris la même
marche que dans la fièvre catarrhale grave ;
et nous nous sommes appuyé des préceptes
des anciens médecins, et sur-tout du prince
de la médecine. Le traitement des fièvres
rémittentes pernicieuses réside essentiellement dans le quinquina ; nous avons indiqué la meilleure manière d'administrer

cette écorce ; nous avons discuté l'inconvénient des préparations de ce remède ; nous
avons recherché s'il existait des crises de
fièvres intermittentes pernicieuses ; et enfin,
nous avons fini par présenter un tableau
de quatre espèces officinales de quinquina,
avec leur vertu médicinale. D'après cet exposé, voici les conséquences que nous avons
déduites des principes que nous avons établis, en cherchant à résoudre là question
proposée par la Société de médecine-pratique de Montpellier : « Déterminer, d'après
» l'observation, si les fièvres catarrhales
» graves diffèrent essentiellement des fièvres
» rémittentes pernicieuses, et indiquer spé-
» cialement, avec le traitement qui leur
» convient, quelle est l'utilité du quinquina
» dans les unes et dans les autres ».

Siége. . . . . {
Le siége de la fièvre catarrhale grave est dans les membranes muqueuses.

Le siége de la fièvre rémittente pernicieuse est dans les
nerfs, et sur-tout dans les viscères abdominaux.

Causes. . .
> Les causes prédisposantes de la fièvre catarrhale grave sont les intempéries de l'air, le passage subit du chaud au froid, les variations de l'électricité atmosphérique, la lumière, la contagion.
>
> Les causes de la fièvre rémittente pernicieuse sont une constitution chaude et humide, l'influence des gaz marécageux.

Caractère.
> Le caractère essentiel de la fièvre catarrhale grave est dans un retour paroxistique, à heure fixe, lequel arrive à l'entrée de la nuit.
>
> Le caractère essentiel de la fièvre rémittente pernicieuse est un retour paroxistique qui n'a point d'heure fixe, qui avance ou retarde de deux, trois, quatre heures, et qui, comme on dit, fait le tour du cadran.

(183)

Diagnostic.

La fièvre catharrale grave a une marche lente. Elle suit les progrès des complications.

La fièvre rémittente pernicieuse est très - variable. Elle suit la marche brusque de ses redoublemens.

Pronostic.

Le pronostic de la fièvre catarrhale grave est toujours fâcheux, parce qu'elle n'a point de spécifique.

Le pronostic de la fièvre rémittente pernicieuse est très-fâcheux ; mais il le devient infiniment moins si l'on voit un moment opportun pour placer le quinquina.

Traitement.

Le quinquina convient dans les fièvres catarrhales graves, pour empêcher la septicité générale et soutenir les forces du malade, en attendant que la nature opère quelque crise, soit partielle, soit générale.

Le quinquina est un spécifique dans les fièvres rémittentes pernicieuses ; il suspend tout-à-coup les redoublemens.

	On doit donner le quinquina en décoction et toujours combiné relativement aux complications de la fièvre catarrhale grave.
Mode d'administration du quinquina	Le quinquina, dans les fièvres rémittentes pernicieuses, doit être donné seul, en substance et à très-haute dose.
Suite du traitement.	Dès que les forces sont relevées, dans la fièvre catarrhale grave, on doit suspendre le quinquina, crainte qu'il n'imprime quelque complication dangereuse pour la convalescence.
	On doit continuer le quinquina dans les fièvres rémittentes pernicieuses, autant pour empêcher qu'il ne renaisse quelque redoublement, que pour provoquer quelque excrétion critique de la fièvre continue.
Crises. . .	La fièvre catarrhale grave diminue peu à peu. Les crises sont ou partielles, ou générales; il est rare qu'elles viennent à la fois.
	La fièvre rémittente pernicieuse est supprimée tout d'un coup ; les excrétions critiques ne sont que le produit de la fièvre continue qui la complique.

FIN.

9 782019 942533